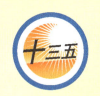

二十一世纪"十三五"国家级规划

全国高等院校医学实验教学规划教材

人体解剖学与组织胚胎学

实验指导

主 编 刘运敏 李建富

副主编 郑立宏

吉林大学出版社

图书在版编目（CIP）数据

人体解剖学与组织胚胎学实验指导/刘运敏，李建富主编. —长春：吉林大学出版社，2016.6（2022 重印）
ISBN 978-7-5677-7530-5

Ⅰ.①人… Ⅱ.①刘…②李… Ⅲ.①人体解剖学－实验－教学参考资料②人体组织学－人体胚胎学－实验－教学参考资料 Ⅳ.①R32-33

中国版本图书馆 CIP 数据核字（2016）第 216340 号

人体解剖学与组织胚胎学实验指导

作　　者：刘运敏　李建富　主编
责任编辑：王　丽　责任校对：李欣欣
吉林大学出版社出版、发行
开本：787×1092 毫米　1/16
印张：12　字数：270 千字
ISBN 978-7-5677-7530-5
版权所有　翻印必究
社址：长春市明德路 501 号　邮箱：130021
发行部电话：0431－89580028/29

封面设计：唐韵设计
三河市同力彩印有限公司　印刷
2016 年 6 月第 1 版
2022 年 6 月第 2 次印刷
定价：46.00 元

网址：http://www.jlup.com.cn　　E-mail：jlup@mail.jlu.cdu.cn

前　言

　　人体解剖学与组织胚胎学是研究正常人体形态结构、发生发展的科学。它和医学其他学科有着密切的联系，是各医学专业必学的医学基础课程。本实验指导依据教学大纲、根据本门课程在各医学专业中的地位和对学生的要求而编写，实验内容包括人体解剖学、组织学和胚胎学两个部分。各医学专业在实验教学的开展过程中，可根据本专业大纲要求和本校实验室的具体情况对实验内容进行整合或取舍。

　　本实验指导以培养学生动手能力的目的，在实验教学中采取教师指导、学生动手观察，再辅以挂图和多媒体互动系统等教学手段，使学生能够充分理解和掌握所学理论知识，培养学生全面分析、比较、归纳和解决问题的能力。

　　本实验指导的人体解剖学部分的内容包括实验目的、实验材料、注意事项、实验内容和附图；组织学和胚胎学部分的内容包括实验目的、实验重点、实验示教内容和作业（实验报告）。

　　本实验指导对学生有如下要求：

一、实验教学要求：

1、培养严谨的科学态度和作风。

2、遵守实验室规章制度，爱护标本、模型，保持实验室的安静和整洁。

二、实验注意事项：

1、实验前认真预习实验指导，明确实验要求和实验内容。

2、根据实验内容复习有关理论知识。

3、在观察标本、模型时，要注意与周围器官或结构的邻接关系。

三、对实验报告的要求：

1、按时完成。

2、独立完成，不得互相抄袭。

3、错误之处及时订正。

　　本书在编写过程中得到了各位同仁的大力支持和帮助，在此致以衷心的感谢。在编写过程中，由于受到时间、能力和水平的限制，难免存在诸多不足，希望各位老师和同学们不吝指教，以便再版时更日臻完善。

编委会

目　录

人体解剖学部分

骨学总论　躯干骨

【实验目的】

1. 掌握：躯干骨的组成；椎骨的一般形态和各部椎骨的特征；胸骨的结构和分部；肋骨的一般形态、结构；胸骨角的组成、意义；重要骨性标志：第七颈椎棘突、胸骨角、剑突、骶岬、骶角。

2. 熟悉：骨的形态、分类和构造；骨的化学成分和物理性质；第一肋的特征。

【实验器材】

1. 长骨干纵切面标本（示骨的构造）；锻烧骨及脱钙骨标本。

2. 人体完整骨骼标本及模型

3. 椎骨、骶骨、胸骨和肋骨的标本及模型。

4. 脊柱和胸廓的标本及模型。

【注意事项】

1. 第一次上人体解剖学实验课，让学生熟悉一下实验室环境，减轻学生的心理压力；

2. 介绍实验室规则，强调在标本观察中爱惜标本，标本和模型不能带出实验室、不能恐吓同学、不能在标本上刻画写字。

3. 观察骨膜时，应用镊子将骨膜轻轻夹起，以免夹损或者撕脱骨膜。

4. 躯干骨的重要骨性标志需要在活体上精准触摸。

【实验内容】

一、总论

1. 骨的形态与分类

正常成人共有 206 块骨，约占体重的 1/5，按其在体内的部位可分为躯干骨、颅骨和四肢骨。按其形态可分为长骨、短骨、扁骨和不规则骨。

（1）**长骨**　呈长管状，多分布于四肢，可分一体两端。体又称为**骨干**，位于中部呈长管状的部分，内有**骨髓腔**，容纳骨髓。两端膨大称**骺**，有光滑的关节面，活体关节面上附有一层关节软骨。骨干与骺相连处称**干骺端**。

（2）**短骨**　形似立方体，多成群分布于连结牢固且运动较灵活的部位，如手部的腕骨和足部的跗骨。

（3）**扁骨**　呈板状，主要构成体腔的壁，对其内部器官起保护作用，如头部的顶骨和胸部的肋骨等。

（4）**不规则骨**　形态不规则，如躯干的椎骨和面部的上颌骨等。

2. 骨的构造

取一湿润的长骨标本，可见在骨的表面覆有一层纤维膜，即为**骨膜**。再取一长骨纵剖标本观察，在骨干中央有一空腔称骨髓腔，其周围及两端骺外层的骨质质地致密称**骨密质**，长骨骺内部的骨质结构疏松，呈海绵状为**骨松质**。观察小儿肱骨的上端，可见到不显影的带状部分称为**骺软骨**，与成人肱对照，可见在成人肱骨的上端有一均匀一致的白线条称**骺线**。

3. 骨的理化特性　可让学生观察煅烧骨和脱钙骨标本。

成人骨质的化学成分主要由有机质和无机质组成。骨的无机质和有机质的比例随年龄的增长而发生变化。年幼者的有机质和无机质约各占一半，故而弹性大、硬度小、易变形，在外力作用下不易骨折或折而不断（青枝骨折）；成年人的骨有机质和无机质的比例最为适宜，约为 3∶7，且有很大的硬度和一定的弹性，也较坚韧而不易骨折；老年人的骨无机质比例更大，脆性较大而易发生骨折。

二、躯干骨

躯干骨共 51 块，包括 24 块椎骨、1 块骶骨、1 块尾骨、1 块胸骨和 12 对肋骨。先在整体骨架标本上找出躯干骨，再观察分离躯干骨标本。

1. 椎骨

（1）椎骨的一般结构：重点观察【椎体、椎弓、椎弓根、椎弓板、突起（棘突、横突、上、下关节突）、椎孔。】取胸椎标本观察。椎骨为不规则骨，一般由**椎体**和**椎弓**两部分组成。椎体在椎骨前份，呈圆柱状，椎弓在椎体的后方呈弓形的板状，椎体和椎弓围成的孔称**椎孔**。所以椎孔相连形成**椎管**，容纳脊髓。椎弓分为椎弓根和椎弓板两部分。椎弓根的上下缘各有一切迹，分部称为锥上切迹和椎下切迹，相连椎骨的上下切迹共同围成**椎**

间孔，内有脊神经和血管通过。椎弓上伸出 7 个突起：向两侧伸出的一对突起叫横突、向上伸出的一对突起叫上关节突、向下伸出的突起叫下关节突、向后伸出的单一突起叫棘突。

（2）各部椎骨的特点

①**颈椎**　有 7 块，其中第 1、2、7 颈椎形态特殊。

一般颈椎的特点：椎体较小，椎孔相对较大，呈三角形。横突根部有一孔称为横突孔，内有椎动、静脉通过。第 2—6 颈椎的棘突较短，末端分支。上、下关节突的关节面基本呈水平位。成年人第 3—7 颈椎椎体上面的两侧多有向上的突起称为椎体沟。

第 1 颈椎又名**寰椎**，呈环形，无椎体、棘突和关节突，由前后两弓和左右两个侧块构成。侧块上、下有关节面分别与枕髁和第 2 颈椎相关节，前弓的后面有齿突凹，与枢椎的齿突相关节。

第 2 颈椎又名**枢椎**，在椎体的上方伸出一个指状突起称为齿突，与寰椎的齿突凹相关节。

第 7 颈椎又名**隆椎**或**大椎**，棘突长，末端不分叉，易在体表扪及，临床上常作为**计数椎骨序数的重要标志**。

②**胸椎**　12 块，椎体从上到下逐渐增大；横断面呈心形，椎孔呈圆形，棘突细长向下后方倾斜，呈叠瓦状排列；椎体侧后部的上、下缘与横突的末端的前面有关节面，分别称为上肋凹、下肋凹和横突肋凹。关节突关节面几乎成冠状位。

③**腰椎**　共 5 块，横断面呈肾型；椎弓发达，椎孔呈三角形；上下关节突粗大，关节面基本呈矢状位；棘突宽大呈板状，几乎是水平后伸，末端圆钝，且棘突间隙较宽，临床上利用次间隙进行腰椎穿刺术，实现麻醉和抽取脑脊液。

2.**骶骨**　成人骶骨一般由 5 块骶椎融合而成，呈倒置的三角形，分骶骨底、骶骨尖、侧部和前后两面。底向上，中部前缘隆凸，称岬。中部有 4 条横线，是椎体融合的痕迹。横线两端有 4 对骶前孔。后面隆凸粗糙，有 4 对骶后孔。骶前后孔皆与骶管相通，有骶神经的前后支通过。骶管上连椎管，下端开口处称**骶管裂孔**，裂孔两侧有向有向下突出的**骶角**，**骶管麻醉以此作为骨性标志**。骶骨两侧的上份有耳状面与髂骨的耳状面构成骶髂关节。

3.**尾骨**　由 4—5 块退化的尾椎融合而成。上接骶骨，下端游离称为尾骨尖。

4.**胸骨**　为扁骨，上宽下窄，位于胸前壁正中，自上而下由胸骨柄、胸骨体、剑突组成。胸骨柄上部较宽，下部较窄，上缘有 3 个凹陷，中间的称**颈静脉切迹**，外侧的称锁切迹，与锁骨相关节；胸骨柄的两侧有 1 对肋切迹，与第 1 肋相连。柄与体连接处稍向前的横行隆突称**胸骨角**，**平对第 2 肋**，是胸前区计数肋骨的重要标志。胸骨体外侧缘有 6 对肋切迹，分部与第 2—7 肋软骨相关节。剑突薄而窄，形态变化较大，上连胸骨体，下端游离。

5.**肋**　12 对，24 块，属扁骨。由肋骨和肋软骨两部分组成。除第一肋外，其余各肋形态大致相同。呈细长弓状，分为中部的体和前、后两端。前端稍宽，与肋软骨相连，后端膨大，称**肋头**，有关节面与胸椎肋凹相关节。肋头的外侧狭细部分称**肋颈**。颈外侧的粗糙隆起称**肋结节**，有关节面与相应的胸椎横突肋凹相关节。肋体分内、外两面及上、下两缘。在内面近下缘处有一浅沟称**肋沟**，有肋间神经核血管通过。体的后部转角称**肋角**。

【附图】

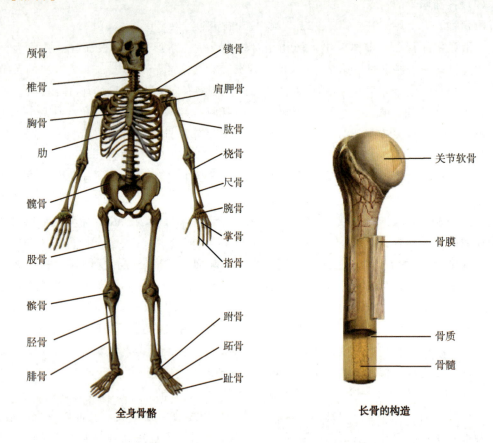

全身骨骼   长骨的构造

颅骨   锁骨
椎骨   肩胛骨
胸骨   肱骨
肋   桡骨
                      尺骨
髋骨   腕骨
                      掌骨
股骨   指骨
髌骨
胫骨   跗骨
腓骨   跖骨
                      趾骨

关节软骨
骨膜
骨质
骨髓

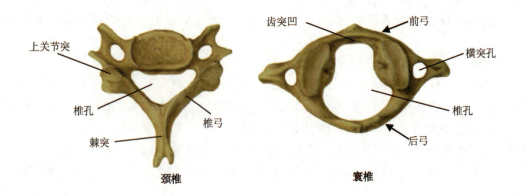

颈椎   寰椎

上关节突
椎孔
棘突   椎弓

齿突凹   前弓
             横突孔
             椎孔
          后弓

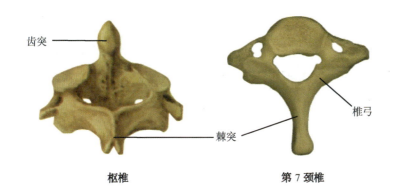

齿突

椎弓

棘突

枢椎　　　　　　　　　　第 7 颈椎

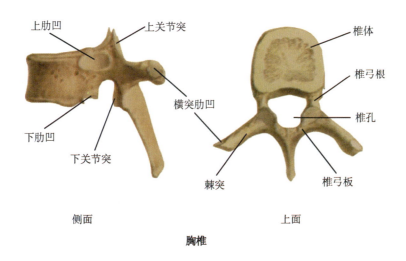

上肋凹　　　　上关节突

横突肋凹

下肋凹

下关节突

棘突

椎体

椎弓根

椎孔

椎弓板

侧面　　　　　　　　　　上面

胸椎

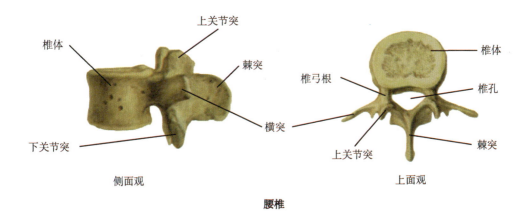

上关节突

椎体

棘突

下关节突

横突

椎弓根

椎孔

椎体

上关节突

棘突

侧面观　　　　　　　　　　上面观

腰椎

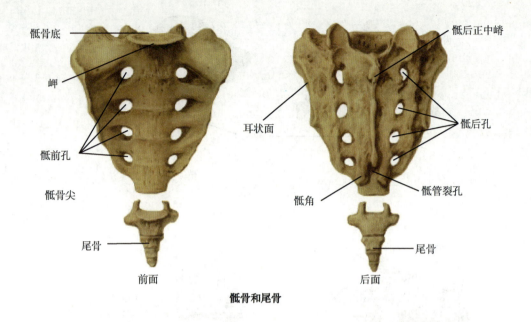

骶骨底　　　　　　　　　　　　　　　骶后正中嵴

岬

耳状面　　　　　　　　　　　　　　　骶后孔

骶前孔

骶骨尖

骶角　　　　　　　　　骶管裂孔

尾骨　　　　　　　　　　　　尾骨

前面　　　　　　　　　　　　后面

骶骨和尾骨

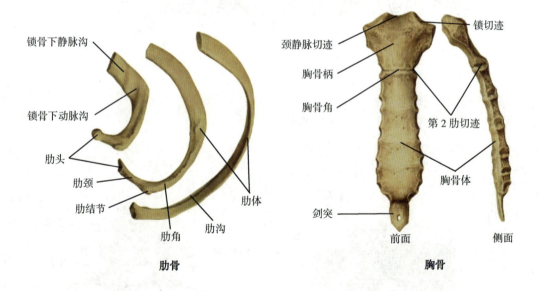

锁骨下静脉沟　　　　　　　　　　　　锁切迹

颈静脉切迹

锁骨下动脉沟　　　　　　胸骨柄

胸骨角　　　　　　　第 2 肋切迹

肋头

肋颈　　　　　　　　　　胸骨体

肋结节

肋体

肋沟

剑突

肋角

前面　　　　　　　　　侧面

肋骨　　　　　　　　　　　　　**胸骨**

（刘运敏　张万）

四 肢 骨

【实验目的】

    1. 掌握上肢骨和下肢骨的数目、名称、位置及主要骨性标志。

    2. 掌握肩胛骨、锁骨、肱骨、桡骨、尺骨、髋骨、股骨、胫骨、腓骨的形态、位置和主要结构名称

    3. 熟悉手骨和足骨的名称、分部和形态结构。

【实验器材】

    完整骨骼标本；全套离体上肢骨标本；串连手骨标本；全套离体下肢骨标本；串连足骨标本；

【注意事项】

    1. 观察时，首先要按照实验内容的描述，把标本放在解剖学位置。

    2. 上课前先对照完整骨架观察，熟悉各骨在整体中的位置。

    3. 爱护好标本，不要拿长骨作其他工具用。

【实验内容】

一、上肢骨

上肢骨共 64 块，包括上肢带骨和自由上肢骨。

1. 上肢带骨

（1）**锁骨** 呈"～"行弯曲，位于胸廓前上部两侧。分一体两端，体的上面光滑、下面粗糙，内侧三分之二凸向前，呈三棱圆柱形，外侧三分之一凸向后，呈扁平形，中、外 1/3 交界处较细，也是形态改变导致生物力学改变之处，这也是该处容易骨折的重要要原因；内侧端粗大称为**胸骨端**，与胸骨柄相关节；外侧端扁平称**肩峰端**，与肩峰相关节。锁骨对固定上肢、直肠肩胛骨、便于灵活运动上肢起重要作用。

（2）**肩胛骨** 为三角形扁骨，贴于胸廓的后侧上份，介于第 2—7 肋之间。分为两面、三缘和三角。前面为一大而浅的窝称为肩胛下窝；后面上方有一斜形骨嵴称肩胛冈，冈的外侧端较平称**肩峰**，为肩部最高点，冈的上下各有一窝，分部称冈上窝和冈下窝。内侧缘薄而锐利，外侧缘肥厚，上缘短而薄，近侧有一小切迹称肩胛切迹，有肩胛上神经通过，

自切迹外侧向前伸出一曲指状突起称喙突，有肌附着。**上角在内上方，平对第 2 肋；下角为内外侧缘的汇合处，对应第 7 肋或者第 7 肋间隙，是背部计数肋骨的最要标志**。外侧角膨大，有一微凹朝外的关节面称**关节盂**，与肱骨头相关节，关节盂的上下分别有盂上结节和盂下结节，有肌附着。

2. 自由上肢骨

（1）**肱骨** 是典型的长骨，位于上臂，分一体两端。上端有朝向内后上方呈半球形的**肱骨头**，头周围的环形浅沟称**解剖颈**，头外侧的隆起称**大结节**，前面隆起称**小结节**，两结节向下延伸的骨嵴分别称大结节嵴和小结节嵴，两结节之间的浅沟称**结节间沟**，有肱二头肌长头腱通过。上端与肱骨体交界处称**外科颈**，此处因容易骨折为得名。

肱骨体上端呈三棱柱形。体中部外侧有较大的粗糙面称**三角肌粗隆**，在粗隆的后内侧有一螺旋状浅沟，称**桡神经沟**，桡神经沿此沟通过，因此肱骨中段骨折容易损伤此神经，出现"**垂腕征**"，肱骨体内侧近中点处有滋养孔，有血管、神经通过。

下端较扁平，外侧部前面有半球状的**肱骨小头**，内侧部有滑车状的**肱骨滑车**，滑车前面上方有一窝称**冠突窝**，肱骨小头前面上方有一浅窝称**桡窝**，滑车的后上方有一大窝称**鹰嘴窝**。下端的两侧各有突起，分别称内上髁和外上髁。两个髁在体表均易扪及，内上髁后面有**尺神经沟**，有尺神经通过。

（2）**桡骨** 位于前臂的外侧，分为一体两端。上端稍膨大称**桡骨头**，头上面有关节凹，与肱骨小头形成肱桡关节。头的周围为**环状关节面**，与尺骨的桡切迹形成尺桡骨近侧关节。下方稍细，称桡骨颈。颈的内下侧有突起称**桡骨粗隆**。桡骨下端粗大，外侧有一向下的锥形突起，称**桡骨茎突**，下端内侧有关节面，称尺切迹，与尺骨远端形成尺桡骨远侧关节。下面有腕关节面与腕骨形成桡腕关节。

（3）**尺骨** 位于前臂的内侧，分为一体两端。上端粗大，下端细小，体为三棱柱状，上端的前面有一半月形凹陷称滑车切迹。切迹的上、下方各有一突起，上方的突起称**鹰嘴**，下方的突起称**冠突**。冠突的外侧面有桡切迹，与桡骨头相关节。下端为尺骨头，其后内侧下的突起称尺骨茎突。

（4）**手骨** 观察串连的手骨标本，手骨分为腕骨、掌骨和指骨。

①**腕骨** 共 8 块，属短骨，其排列成远近两列，每列 4 块。有桡侧向尺侧，近侧到远侧依次为：手舟骨、月骨、三角骨和豌豆骨和大多角骨、小多角骨、头状骨、钩骨。手舟骨、月骨和三角骨近端共同形成一个椭圆形的关节面，与桡骨的腕关节面及尺骨下端的关节盘构成腕关节。所有腕骨在掌面形成一个凹陷称腕骨沟，与曲肌支持带、掌腱膜等围成腕管。

②**掌骨** 共 5 块，属长骨，有桡侧到尺侧，依次称第 1—5 掌骨。近侧端为掌骨底，远侧端为掌骨头，底与头之间部分称掌骨体。

③**指骨** 共 14 块，属长骨，除拇指仅有两节外，其余 4 指均由 3 节，有近端向远端依次为近节指骨、中节指骨和远节指骨。指骨的近端称底，中间为体，远端为滑车。远节指骨末端的掌面粗糙，称指骨粗隆。

二、下肢骨

共 62 块，包括下肢带骨和自由下肢骨

1. 下肢带骨

髋骨 是不规则骨，幼年时髋骨有髂骨、坐骨、耻骨借软骨连接而成（可在小儿髋骨标本上观察），15 岁左右软骨逐渐骨化，三骨融合成一块骨。在融合处的外侧面有一个深窝，称**髋臼**。坐骨、耻骨围成的孔称**闭孔**。

（1）**髂骨** 构成髋骨的后上部，分为髂骨体和髂骨翼两部分。翼的上缘肥厚，称**髂嵴**。髂嵴有前向外后方增粗肥厚的部位称**髂结节**，为一重要的骨性标志，临床上可以在此行骨髓穿刺及自体骨移植。**两侧的髂嵴的最高点的连线平对第 4 腰椎棘突，是计数腰椎序数的重要标志**；髂嵴前端为**髂前上棘**，后端为**髂后上棘**。在髂前髂、后上棘的下方的突起分别称髂前下棘和髂后下棘。髂骨内面光滑凹陷，称**髂窝**。髂窝的下界有圆钝的骨嵴，称**弓状线**，窝的后部骨面粗糙不平，有一耳状关节面，**称耳状面**，与骶骨的耳状面相关节。

（2）**坐骨** 构成髋骨的后下部，分坐骨支和坐骨体。体的后缘有一尖锐的突起，称**坐骨棘**，棘的下方为**坐骨小切迹**。坐骨棘与髂后上棘之间称**坐骨大切迹**。坐骨体下后部延伸为较细的坐骨支，其末端与耻骨下支结合。体与支移行处的后部是肥厚而粗糙的**坐骨结节**，为坐骨最低点，体表可扪及。

（3）**耻骨** 构成髋骨的后下部，分为体和上、下支。耻骨体和髂骨体结合处骨面粗糙隆起称，**称髂耻隆起**，支体向前内延伸出耻骨上支，其末端转向下，成为耻骨下支。耻骨上缘较薄，称**耻骨梳**。耻骨梳向前终于**耻骨结节**。耻骨上下支相互移行处内侧的椭圆形粗糙面，称**耻骨联合面**。

2. 自由下肢骨

（1）**股骨** 位于大腿部，是人体最长最结实的常规长骨，长度约为身高的 1/4，可分为一体两端。

上端有球形的**股骨头**，头的外下方较细部分为**股骨颈**，体与颈交界处有 2 个隆起，上外侧为**大转子**（用手掌贴在大腿上部的外侧，并旋转下肢，可以感受到大转子在手掌下转动），下内侧的较小为**小转子**。大、小转子之间，在后方有隆起的**转子间嵴**，在前面以**转子间线**相连。股骨体后面有纵行的骨嵴，称**粗线**，此线上端分叉，向外上延伸为**臀肌粗隆**。下端有两个向下后的膨大，分别称内侧髁和外侧髁。两髁之间的深窝称**髁间窝**，两髁侧面最突出起处，分别为内上髁和外上髁。两髁的关节面在前面合成一个**髌面**。

（2）**髌骨** 是人体内最大的**籽骨**，位于膝关节前方，略呈三角形，底朝上，尖朝下，前面粗糙，后面光滑有关节面，与股骨髌骨面相关节，髌骨可在体表扪及，当外伤骨折手术取出之后，伸膝装置受损，影响膝关节的功能。

（3）**胫骨** 是一三棱形长骨，位于小腿内侧，对支撑体重起到主要作用，分一体两端。上端膨大，向两侧突出，形成内侧髁和外侧髁。两髁之间有向上的隆起称**髁间隆起**，为前后交叉韧带附着处。外侧髁的后下方有一个小关节面称腓关节面，与腓骨头相关节。上端与体移行处前面有粗糙的隆起称**胫骨粗隆**，是股四头肌腱即髌韧带的附着点。胫骨体呈三棱形，前缘锐利，体表可以扪及。下端膨大，内侧平而少软组织覆盖，俗称"马面骨"，下端有一向下的突起称**内踝**，是重要的体表标志；下面有关节面与距骨相关节；外侧有一关节面称腓切迹，与腓骨相连接。

（4）**腓骨** 细长，位于小腿的后外侧，不承受体重，可分为一体两端。上端膨大为**腓骨头**，与胫骨相关节，头下方变细称**腓骨颈**。体较细，内侧有骨间缘。下端膨大称**外踝**，较内踝低，内侧有关节面参与形成距小腿关节。

（5）**足骨** 观察串连的足骨标本，可分为跗骨、跖骨和趾骨

①**跗骨** 共7块，属于短骨，排成前中后三排，后列有**距骨**，距骨上面有前宽后窄的**距骨滑车**，与胫骨、腓骨下端形成踝关节，距骨的下方是**跟骨**，跟骨的后部粗糙隆起称**跟骨结节**。中列为**足舟骨**，位于距骨的前方偏内，前列由内到外依次为**内侧楔骨、中间楔骨、外侧楔骨和骰骨**，三块楔骨位于足舟骨之前，骰骨位于前外侧。

②**跖骨** 共5块 属于长骨，由内侧到外侧依次为第1—5跖骨。其后端为底，中间为体，前端为头。第5跖骨基底部粗大而且向外后突出称**第五跖骨粗隆**。

③**趾骨** 共14块，除蹬趾仅两节外，其余各趾为3节，趾骨的形态和命名方法与指骨相同。

【附图】

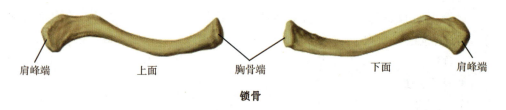

锁骨

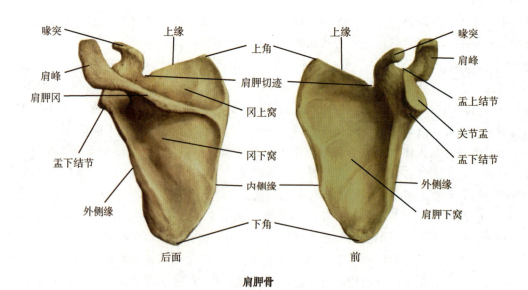

肩胛骨

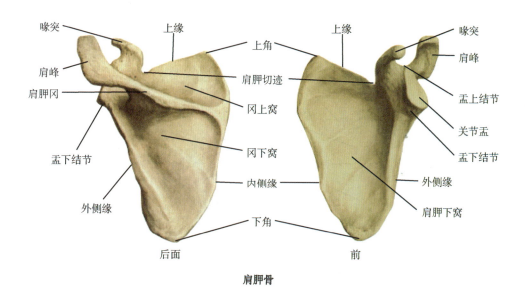

喙突　上缘　上缘　喙突
肩峰　上角　肩峰
肩胛冈　肩胛切迹　盂上结节
冈上窝　关节盂
盂下结节　冈下窝　盂下结节
内侧缘　外侧缘
外侧缘　肩胛下窝
下角
后面　前

肩胛骨

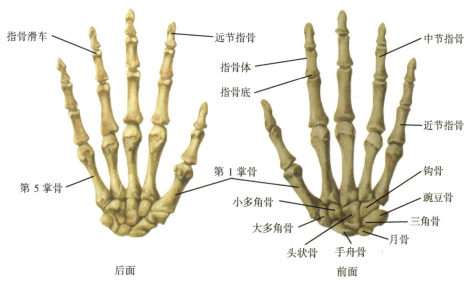

指骨滑车　远节指骨　中节指骨
指骨体
指骨底
近节指骨
钩骨
豌豆骨
第 1 掌骨　三角骨
第 5 掌骨　小多角骨　月骨
大多角骨
头状骨　手舟骨
后面　前面

手骨

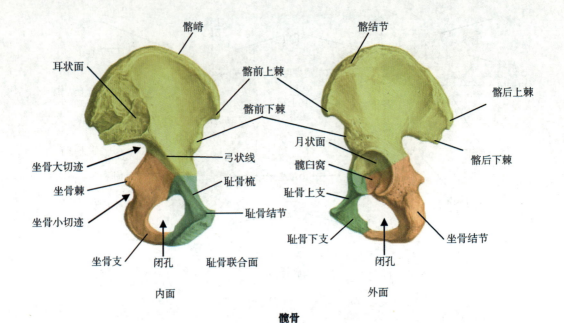

内面　　　　　　　外面

髋骨

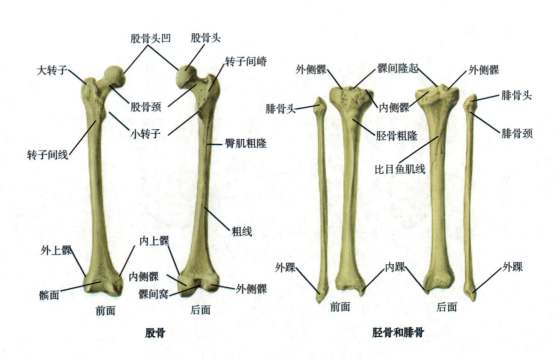

前面　　　　　后面

股骨

前面　　　　　后面

胫骨和腓骨

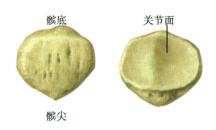

髌底　　　　　关节面

髌尖

髌骨

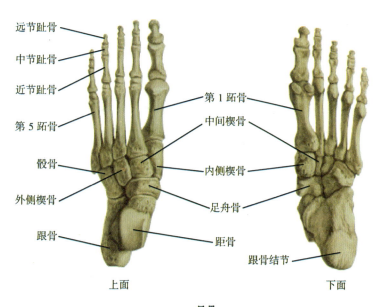

远节趾骨

中节趾骨

近节趾骨

第 5 跖骨

骰骨

外侧楔骨

跟骨

第 1 跖骨

中间楔骨

内侧楔骨

足舟骨

距骨

跟骨结节

上面　　　　　　　　　　　　　　　下面

足骨

（张万）

颅　　骨

【实验目的】

1. 掌握颅骨的数目和组成及脑颅骨、面颅骨的名称、位置。
2. 掌握下颌骨、舌骨的形态与结构；了解额骨、颞骨、蝶骨和筛骨的形态结构；
3. 掌握颅骨的前面观及颅骨的内面观的主要孔道和结构；
4. 掌握鼻旁窦的名称、位置、开口及鼻腔外侧壁的主要结构；熟悉眼眶、骨性口腔的构成；
5. 掌握翼点的组成、特点及临床意义。熟悉颅骨侧面观的基本结构、新生儿颅骨的特征。

【实验材料】

1. 完整颅骨标本；分离颅、颅盖、颅矢状切面标本。
2. 筛骨、颞骨、蝶骨模型及鼻腔外侧壁模型。
3. 颅底、颅矢状切面标本；婴儿颅标本；鼻腔外侧壁模型。

【注意事项】

1. 先观察整体颅骨，属性各骨的位置，再观察分离颅骨；
2. 颅骨某些部位骨质薄而易碎，观察时要轻拿轻放；
3. 观察颅骨结构时，可对照教材中插图以帮助记忆；
4. 颅骨内、外面观孔裂甚多，观察时必须认真仔细。

【实验内容】

颅骨共 23 块（不包括 3 对 6 块听小骨），按照其所在部位，髁分为脑颅骨和面颅骨两部分。

1. **脑颅骨** 脑颅骨位于颅后的上部分，由 8 块骨组成，其中不成对有**额骨**、**枕骨**、**蝶骨**和**筛骨**。成对的有**颞骨**和**颞骨**。它们共同围成颅腔，容纳脑组织。

（1）额骨 位于颅骨的前上部，内含空腔称额窦；

（2）顶骨 位于颅盖部中线两侧，介于额骨与枕骨之间；

（3）枕骨 位于颅的后下部。

（4）颞骨 位于颅的两侧，参与构成颅底和颅的侧壁，形态不规则，以外耳门为中心分为 3 部：鳞部、鼓部和岩部；其中岩部内含前庭蜗器。

（5）**蝶骨** 形似蝴蝶，位于颅底中央，枕骨的前方，分体、大翼、小翼和翼突四个部分。

（6）**筛骨** 位于两眶之间，构成鼻腔的上部和外侧壁；通过放大的筛骨模型观察，此骨的冠状切面呈"巾"字形状，分为三部分，①**筛板**：呈水平位，构成鼻腔的顶，板上有许多小孔称筛孔，有嗅神经通过；②**垂直版**：至筛板中线下垂，位居正中矢状位，构成骨性鼻中隔的上部；③**筛骨迷路**：位于垂直板的两侧，内含筛窦，迷路内侧壁上有两个卷曲的小骨片，称上鼻甲和中鼻甲。

2. **面颅骨** 有 15 块，成对的有上颌骨、鼻骨、颧骨、泪骨、腭骨、下鼻甲；不成对有犁骨、下颌骨和舌骨。位于颅的前下部，围成眼眶、鼻腔和口腔。

（1）**上颌骨** 构成颜面部的中央部。几乎与全部面颅骨相连，内有较大含气腔，称上颌窦。

（2）**鼻骨** 为长条形小骨片，上窄下宽，构成鼻背。

（3）**颧骨** 位于眶的外下方，呈菱形，构成面部的骨性突起。

（4）**泪骨** 位于眶内侧壁的前部，是一个长方形小骨片。

（5）**腭骨** 呈"L"行，位于上颌骨的后方。分为水平板和垂直板两部，水平板构成硬腭的后部分，垂直板构成鼻腔的外侧壁的后部份。

（6）**下鼻甲** 为附着于鼻腔外侧壁的一对薄而卷曲的小骨片。

（7）**犁骨** 为斜方行小骨片，构成骨性鼻中隔的后下部。

（8）**下颌骨** 位于面部的前下部，分为一体两支。下颌体居中央，呈马蹄形，上缘为牙槽弓，弓上有凹陷，有容纳牙根的牙槽，体的前外侧有一对小孔称颏孔。体后正中央有突起称颏棘。下颌支向上有两个突起，前方是冠突，后方是髁突，髁突上端膨大称下颌头，其下方变细称下颌颈。下颌支内面中央有一开口向后上的下颌孔，向下经下颌管通颏孔。

（9）**舌骨** 呈"U"形，位于吼的上方，借肌连于下颌骨及颅底。其中部称为舌骨体，自体向后伸出一对大角，体与大角结合处向上伸出一对小角。

3. **颅的整体观**

（1）**颅的上面观和后面观** 颅的上面称颅顶，呈卵圆形，光滑隆凸，由顶骨、额骨、及部分颞骨和枕骨构成。上面有 3 条缝，即**冠状缝**，位于额骨与顶骨之间；**矢状缝**，位于两顶骨之间；**人字缝**，位于顶骨与枕骨之间。这些缝一般在 40 岁后融合。沿颅顶内面的正中线处有上矢状沟，沟的两侧有许多颗粒小凹，为蛛网膜颗粒的压迹。颅后面观可见人字缝和枕鳞；枕鳞中央的突出部是**枕外隆凸**，隆凸向两侧的弓形骨嵴称**项上线**，其下方有与上相线平行的下相线。

（2）**颅侧面观** 通过完整颅骨侧面观察，颅侧面由额骨、蝶骨、顶骨、颞骨及枕骨构成。中间有一骨性孔道为**外耳门**，向内通外耳道。外耳门的后方为**乳突**，前方为**颧弓**。颧弓将颅侧面分为上方的颞窝和下方的颞下窝。在颞窝区内，由额骨、顶骨、蝶骨和颞骨相交而成的"H"形缝称**翼点**。此处骨质薄弱，外伤撞击容易致使骨折，损伤其内面的**脑膜**

中动脉前支，引起颅内硬膜外血肿。颞下窝较小而不规则，内侧壁为蝶骨翼突，稍前有**翼腭窝**，该窝位于颞下窝前内侧，是一个更小的空间，前方有上颌骨，后方有蝶骨翼突，内侧以筛骨垂直板与鼻腔分隔。翼腭窝后方经**圆孔**通颅腔，经**翼管**通破裂孔，前方经**眶下裂**通眶，内侧经**蝶腭孔**通鼻腔，外侧与颞下窝相通，向下经翼腭管出**腭大孔**和**腭小孔**通口腔。窝内主要有三叉神经第二支（上颌神经）及其分支和血管通过。前壁为上颌体与颧骨。

（3）**颅前面观**　观察颅骨标本前面，主要为两眶和骨性鼻腔等。

①**眶**　为四棱锥形腔，容纳眼球及附属结构。其底朝向前外方为眶口，尖朝向内后方为眶尖；眶口略呈四边形，向前下倾斜，口的上、下缘称眶上缘和眶下缘，眶上缘的内、中三分之一交界处有一眶上切迹或眶上孔，眶下缘的中点下方有眶下孔，分别有同名血管和神经。眶尖朝向后内，有一圆形的孔称视神经管，与颅中窝相连。眶的四壁：上壁与颅前窝相连，其前外侧面有一深窝称泪腺窝，容纳泪腺；下壁中部有有眶下沟，向前经眶下管通眶下孔；内侧壁最薄，其前下部有泪囊窝，此窝向下经鼻泪管通向鼻腔；外侧壁最厚。上壁与外侧壁之间的后份有眶上裂，通颅中窝；下壁与外侧壁间的后份有眶下裂，通颞下窝，二裂均有血管和神级经过。

②**骨性鼻腔**　位于面颅的中央，介于两眶和上颌骨之间，上至颅底，经筛骨的筛孔通颅前窝，下邻空腔，经腭骨的切牙孔通口腔。由犁骨和筛骨垂直板构成的骨性鼻中隔，将其分为左右两半；鼻中隔多数偏向左侧。左右鼻腔共同的前孔称梨状孔，通向外界；后口有两个称鼻后孔，通向鼻咽部。在正中矢状切面颅骨标本或者鼻腔外侧面模型上观察，每侧鼻腔的外侧壁是、自上而下有三个弯曲的骨片，分别称上鼻甲、中鼻甲和下鼻甲，鼻甲的下方都有相应的鼻道，分别称上鼻道、中鼻道和下鼻道。上鼻甲的后方与蝶骨体之间的浅窝称**蝶筛隐窝**。

③**鼻旁窦**　又称副鼻窦或者鼻窦，共 4 对，包括上颌窦、额窦、蝶窦和筛窦，是位于上颌骨、额骨、蝶骨和筛骨内的含气空腔，它们位于鼻腔周围，并开口于鼻腔。**上颌窦**，容积最大，窦口高于窦底，人体直立时不易引流，开口于中鼻道；**额窦**，位于眉弓深面，左右各一，窦口开口于中鼻道；**蝶窦**，位于蝶骨体内，有骨板分成两个腔，向前开口于蝶筛隐窝；**筛窦**，是筛骨内蜂窝状小房的总称，分前中后三群，前中群开口于中鼻道，后群开口于上鼻道。下鼻道有鼻泪管的开口。鼻旁窦对发音共鸣、减轻颅骨重量有一定的作用。

（4）**颅底内面观**　观察颅底骨标本内面，可见颅底内面由前向后呈三级阶梯状的三个逐渐加深的窝，分别称**颅前窝**、**颅中窝**和**颅后窝**。窝内有许多孔、裂。它们大部分与颅底外面想通，故观察时，应同时查看它所在颅底外面的位置。

①**颅前窝**　有额骨、筛骨、蝶骨的部分构成，容纳大脑额叶。窝底正中有一向上突起称**鸡冠**，其两侧的水平板称**筛板**，板上有许多小孔称**筛孔**，通鼻腔。

②**颅中窝**　有蝶骨、颞骨的部分，容纳大脑颞叶。中央是蝶骨体，有一马鞍状的结构称蝶鞍，鞍的正中有窝称**垂体窝**，容纳脑垂体，窝的前外侧有视神经管，通眼眶，管口的外侧有突向后方的前床突。垂体窝的后方有一横位的骨隆起称鞍结节，鞍背两侧角向上突

起称后床突，蝶鞍两侧有浅沟称颈动脉沟，此沟向前通眶上裂，向后通**破裂孔**，续于孔内的颈动脉管。在蝶鞍的两侧，由前往后依次排列有**圆孔**、**卵圆孔**和**棘孔**。在棘孔有脑膜中动脉向外走行。卵圆孔和棘孔的后方有一三棱锥状的骨突起为**颞骨岩部**。岩部外侧较平坦称**鼓盖部**，为中耳鼓室的上壁。其尖端有一浅窝，称三叉伸进压迹。

③**颅后窝** 由枕骨和颞骨岩部构成，容纳小脑和脑干。此窝位置最低，中央有**枕骨大孔**。孔前上方平坦的斜面称**斜坡**，孔的前外缘上有**舌下神经管**，孔的后方的十字隆起称**枕内隆凸**，由此突起凸向上的浅沟延伸为**上矢状窦沟**，向两侧续于**横窦沟**，转向前下呈"S"的沟称**乙状窦沟**，再经**颈静脉孔**出颅。颅后窝的前外侧，颞骨岩部后面中央有一开口称**内耳门**，通内耳道。

（5）**颅底外面观** 观察颅底骨标本外面，其外面高低不平，孔裂甚多。后部正中有枕骨大孔，其正后方的突起称**枕外隆凸**，它的两侧弓形骨嵴称**上项线**。枕骨大孔两侧有椭圆形关节面称**枕髁**，与寰椎形成寰枕关节。髁前缘有一不整齐的孔称**破裂孔**，其外侧有**颈静脉孔**。在颈静脉孔的前方有**颈动脉管**外口，向内经颈动脉管续于破裂孔。枕髁外侧明显的突起称**乳突**，其前内侧有细长的**茎突**，两突之间有一小孔称**茎乳孔**，向内通**面神经管**。枕髁根部有一向前外方的开口称**舌下神经管外口**。茎突的前外侧有明显的关节窝称**下颌窝**，窝前横行的突起称关节结节。颅底外面前部上颌骨牙槽围绕的部分称骨腭，其前部正中有一小孔称**切牙孔**，腭后部两侧有**腭大孔**。鼻后孔两侧垂直突起称翼突，翼突根部的后外侧依次有卵圆孔和棘孔。

（6）**新生儿颅的特征及其出生后变化** 观察婴儿头颅瓶装标本，从整体上看，新生儿颅顶各骨之间有一定的缝隙，由结缔组织膜封闭，缝隙交接处的膜称**囟**，其中有较大的**前囟**和**后囟**，两者分别位于矢状缝的前和后。前囟一般于一岁半左右闭合，后囟于生后不久即闭合。前囟闭合的早晚可作为婴儿发育的标志和颅内压力变化的测试窗口。

【附图】

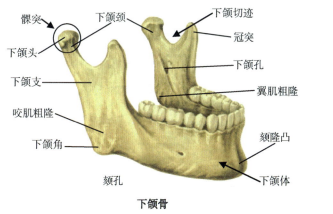

下颌骨

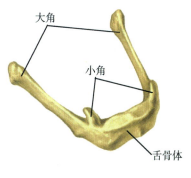

舌骨

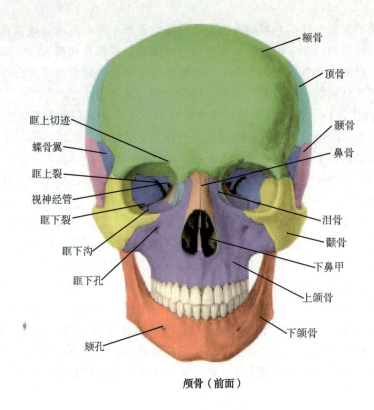

额骨

顶骨

颞骨

鼻骨

眶上切迹

蝶骨翼

眶上裂

视神经管

眶下裂

眶下沟

眶下孔

颏孔

泪骨

颧骨

下鼻甲

上颌骨

下颌骨

颅骨（前面）

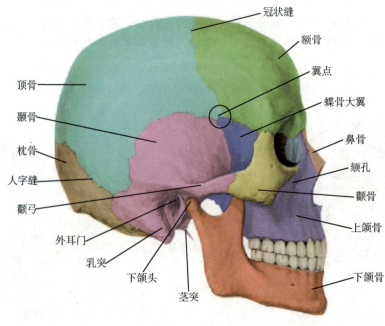

冠状缝

额骨

翼点

蝶骨大翼

鼻骨

颏孔

颧骨

上颌骨

下颌骨

顶骨

颞骨

枕骨

人字缝

颧弓

外耳门

乳突

下颌头

茎突

颅侧面观

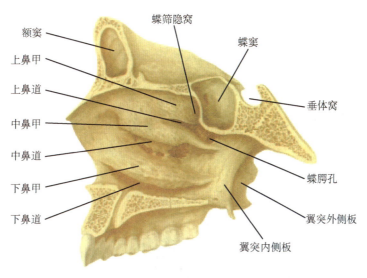

额窦
上鼻甲
上鼻道
中鼻甲
中鼻道
下鼻甲
下鼻道
蝶筛隐窝
蝶窦
垂体窝
蝶腭孔
翼突外侧板
翼突内侧板

鼻腔外侧壁

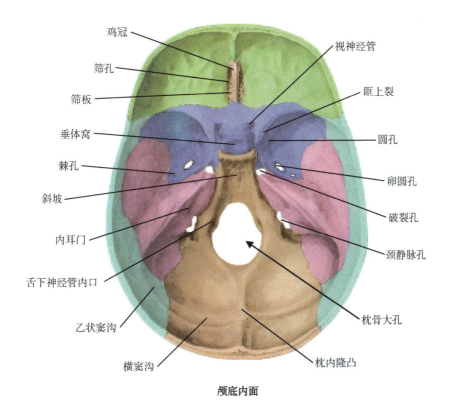

鸡冠
筛孔
筛板
垂体窝
棘孔
斜坡
内耳门
舌下神经管内口
乙状窦沟
横窦沟
视神经管
眶上裂
圆孔
卵圆孔
破裂孔
颈静脉孔
枕骨大孔
枕内隆凸

颅底内面

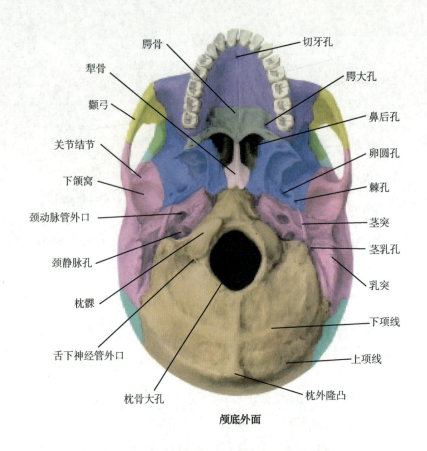

腭骨　　切牙孔

犁骨　　腭大孔

颧弓　　鼻后孔

关节结节　　卵圆孔

下颌窝　　棘孔

颈动脉管外口　　茎突

颈静脉孔　　茎乳孔

枕髁　　乳突

　　下项线

舌下神经管外口　　上项线

枕骨大孔　　枕外隆凸

颅底外面

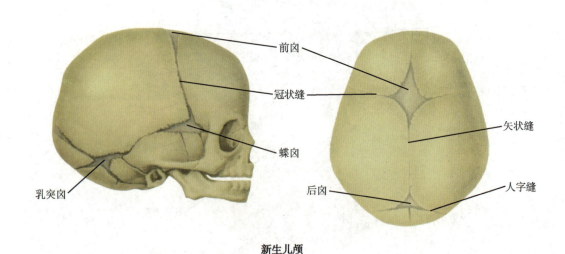

　　前囟

冠状缝

蝶囟

乳突囟　　矢状缝

　　后囟　　人字缝

新生儿颅

（张万）

关　节

【实验目的】

1. 掌握椎骨间的连结和脊椎的组成和形态。

2. 掌握肩关节、肘关节、腕关节、髋关节、膝关节、踝关节、颞下颌关节的组成、特点及运动。

3. 掌握骨盆的组成、分部及性别差异。

4. 熟悉胸廓的构成和形态；了解脊柱和胸廓的运动。

【实验材料】

1. 脊柱和椎骨连结标本。

2. 肩关节、肘关节、腕关节、髋关节、膝关节、踝关节、颞下颌关节标本（打开关节囊和未打开囊两种）。

3. 完整骨架标本；男女性骨盆标本；前臂及小腿骨连结标本（示骨间膜）。

【注意事项】

1. 关节内部结构比较复杂，观察时要细心。

2. 爱护标本，标本看完后要用湿布盖好。

【实验内容】

1. 躯干骨的连结

（1）椎骨间的连结

①椎体间的连结　椎体之间借椎间盘及前、后纵韧带相连。

椎间盘　是连结相邻两个椎体间的纤维软骨盘。取椎骨连结湿润标本观察，椎间盘由**髓核**和**纤维环**两部分构成。髓核位于椎间盘的中央稍偏后，是柔软而富有弹性的胶状物。纤维环环绕在髓核周围，呈多层同心圆排列，保护并限制髓核向外膨出。在椎体和椎间盘的前面有上下纵行的**前纵韧带**。从去椎弓的标本上观察，可见椎体和椎间盘的后面附着有纵行的**后纵韧带**。

②椎弓间的连结主要是韧带和关节。取经正中线纵剖的脊柱标本观察，可见连于棘突末端纵行的**棘上韧带**。连于两棘突之间较短的**棘间韧带**。连于相邻两椎弓板之间的为**黄韧带**。相邻椎骨的上、下关节突构成的联合关节称**关节突关节**。

（2）**脊柱**　在完整骨架上观察，可见脊柱位于背部正中，构成人体的中轴。由 24 块椎骨、1 块骶骨和 1 块尾骨及其连结组成。从侧面观察，脊椎在后正中线上有一串棘突。颈椎棘突较短，近水平位；胸椎棘突较长，斜向后下，呈叠瓦状排列。腰椎棘突呈水平位，棘突之间间隙较大。

（3）**胸廓**　在完整骨架上观察，可见胸廓由 12 块胸椎、12 对肋、1 块胸骨和它们之间的连结组成。成人胸廓呈前后略扁的圆锥状。胸廓有上、下两个口。上口较小，向前下方倾斜，胸廓上口较大而不整齐。第 8、9、10 对肋骨前端依次与上位软骨相连，形成**肋弓**。两侧肋弓形成向下开放的**胸骨下角**。

2. 颅骨的连结

颅顶各骨借纤维结缔组织相连形成缝，颅底个别部分借软骨相连形成软骨连结。只有下颌骨与颞骨之间构成颞下颌关节。

颞下颌关节　又称下颌关节，是颅骨间唯一的关节。取颞下颌关节湿标本（配合模型）观察，可见它是由颞骨的下颌窝、关节结节与下颌头构成。关节囊松弛，前部较薄弱，外侧有韧带加强。关节囊内有椭圆形的关节盘，将关节腔分隔成上、下两部分。运动下颌时，两侧下颌关节联合运动，可作开口、闭口、前进后退及侧方运动。

3. 上肢骨的连结　上肢骨的连结包括上肢带骨的连结和自由上肢骨的连结。先在完整骨架上观察了解胸锁关节和肩锁关节两上肢带骨连结的组成，然后重点观察自由上肢骨连结。

（1）**肩关节**　观察打开关节囊的肩关节标本，肩关节由**肱骨头**与肩胛骨的**关节盂**构成，是典型的球窝关节。关节盂小而浅，边缘附有**盂唇**；关节囊薄而松弛，囊内有**肱二头肌长头腱**通过；关节囊外有**喙肱韧带**、**喙肩韧带**及肌腱加强其稳固性，唯有囊下部没有韧带和肌腱加，最为薄弱，故肩关节脱位时，肱骨头常从下部脱出，脱向前下方。肩关节是全身运动幅度最大、运动形式最多、最灵活的关节。可作屈、伸、内收、外展、旋内、旋外和环转运动。

（2）**肘关节**　观察已打开关节囊的肘关节标本，可见肘关节包括 3 个关节。

肱尺关节　由肱骨滑车与尺骨滑车切迹构成。

肱桡关节　由肱骨小头与桡骨头的关节凹构成。

桡尺近侧关节　由桡骨头环状关节面与尺骨的桡切迹构成。

再观察未打开关节囊的标本，可见关节囊前、后壁薄而松弛，后壁尤为薄弱。关节囊的两侧壁厚而紧张，分别形成**桡侧副韧带**和**尺侧副韧带**。此外，关节囊环绕在桡骨头周围的部分也增厚，形成**桡骨环状韧带**，可防止桡骨头脱出。肘关节可作屈、伸运动。

（3）**前臂骨连结**　包括前臂骨间膜、桡尺近侧关节和桡尺远侧关节的连结。

（4）**手关节**　包括桡腕关节、腕骨间关节、腕掌关节、掌骨间关节、掌指关节和指骨间关节。利用手关节湿标本重点观察腕关节。

腕关节　取打开关节囊的腕关节标本观察关节面，可见手舟骨、月骨和三角骨的近侧关节面共同组成关节头，桡骨下端的腕关节面和尺骨头下方的**关节盘**构成关节窝。再取未打开关节囊的标本观察，可见关节囊松弛，周围有韧带加强，但这些韧带紧贴关节囊，界线不清。腕关节可作屈、伸、收、展和环转运动。

4. 下肢骨的连结　下肢骨的连结包括下肢带骨的连结和自由下肢骨的连结。

（1）下肢带骨连结　有耻骨联合、骶髂关节以及韧带等；现重点观察骨盆。

骨盆　取骨盆湿标本（或模型）观察，可见骨盆由左右髋骨、骶骨、尾骨以及**骶棘韧带**和**骶结节韧带**构成。两髋骨在前方正中线借耻骨联合相连；后方两髋骨与骶骨以骶髂关节相连。

从骶骨岬向两侧经弓状线、耻骨梳、耻骨结节至耻骨联合上缘连成的环形线称**界线**。骨盆以界线为界分为上部的大骨盆和下部的小骨盆。临床所指骨盆系指小骨盆。小骨盆有上、下两口。**骨盆上口**由界线围成。**骨盆下口**由尾骨尖、骶结节韧带、坐骨结节和耻骨弓围成。耻骨弓为两侧耻骨相连形成的骨性弓。骨盆上、下口之间的内腔称**骨盆腔**。

骨盆性别差异借助男、女性骨盆标本或模型，比较两者上口大小、形状以及耻骨弓的角度。

（2）自由下肢骨连结

①髋关节　观察髋关节湿标本。可见髋关节由髋臼与股骨头构成。髋臼为一较深的窝，周缘附有一圈颜色较深的纤维软骨环即**髋臼唇**，关节囊厚而坚韧，包绕股骨颈的大部分，周围有韧带加强，尤以前方的**髂股韧带**最为强厚，关节囊内可见**股骨头韧带**，连结股骨头凹和髋臼之间。髋关节可作屈、伸、收、展、旋内、旋外和环转运动。

②膝关节　由股骨下端、胫骨上端和髌骨组成。

取未打开关节囊的标本观察，可见关节囊宽阔而松弛，各部厚薄不一，附于和各关节面周缘。囊周围有许多韧带加强。关节囊前壁不完整，前方由髌骨和**髌韧带**填补。髌韧带扁平而强韧，从髌骨下端端向下止于胫骨粗隆，为股四头肌肌腱的一部分。外侧有**腓侧副韧带**，内侧有**胫侧副韧带**。

取已打开关节囊的标本观察，可见股骨和胫骨的关节面之间有两块半月形的纤维软骨板，分别称为**内侧半月板**和**外侧半月板**。在关节内的中内部稍后方寻找到两条连结于股骨和胫骨之间的短韧带，它们相互交叉称为**前、后交叉韧带**。

膝关节主要作屈、伸运动，在半屈膝位时，还可作小幅度的旋内和旋外运动。

③足关节　足关节包括距小腿关节、跗骨间关节、跗跖关节、跖趾关节、趾骨间关节。利用足关节湿标本重点观察距小腿关节。

距小腿关节　又称踝关节。取下肢骨标本观察，此关节由胫骨和腓骨下端组成的上关节面和由距骨滑车构成的下关节面（注意此关节面前宽后窄）构成。再取踝关节湿标本观察，可见关节囊的前、后壁薄而松弛，两侧有韧带加强。内侧韧带（或称三角韧带）为坚韧的三角形纤维束，自内踝尖向下，扇形止于足舟骨、距骨和跟骨。外侧韧带较薄弱，由不连续的3条独立的韧带组成。距小腿关节能作背屈和跖屈运动。足尖向上称背屈，足尖向下称跖屈。跖屈时还可作轻度侧方运动，此时关节不够稳固，踝关节扭伤多发生在跖屈状态下。

④足弓　取下肢骨标本观察，可见足弓是跗骨和跖骨借其连结形成的凸向上的弓形结构。可分为前后方向的足纵弓和内外方向的足横弓。站立时，足以跟骨结节及第1、5跖

骨头三点着地，使足成为具有弹性的"三脚架"。

【附图】

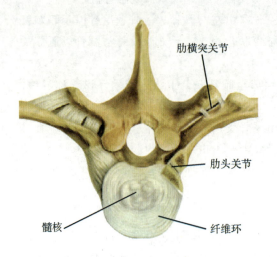

肋横突关节

肋头关节

髓核

纤维环

椎间盘及肋椎关节

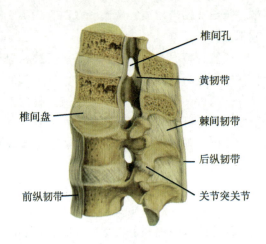

椎间孔

黄韧带

椎间盘

棘间韧带

后纵韧带

前纵韧带

关节突关节

椎骨间的连结

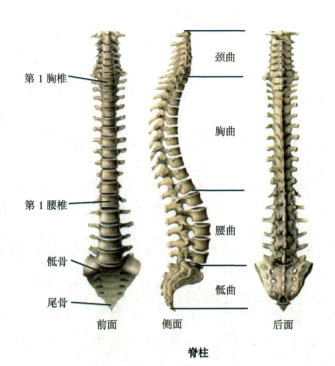

第 1 胸椎

第 1 腰椎

骶骨

尾骨

前面

颈曲

胸曲

腰曲

骶曲

侧面

后面

脊柱

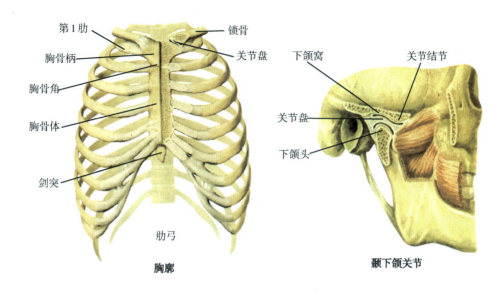

第1肋　锁骨
胸骨柄　关节盘
胸骨角
胸骨体
剑突
肋弓

胸廓

下颌窝　关节结节
关节盘
下颌头

颞下颌关节

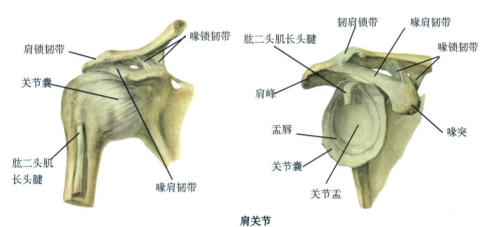

肩锁韧带　喙锁韧带
关节囊
肱二头肌长头腱　韧肩锁带　喙肩韧带
肱二头肌长头腱　喙锁韧带
肩峰
盂唇　喙突
关节囊
喙肩韧带
关节盂

肩关节

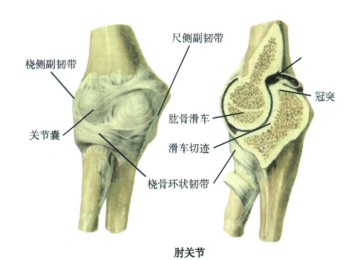

桡侧副韧带　尺侧副韧带
关节囊
冠突
肱骨滑车
滑车切迹
桡骨环状韧带

肘关节

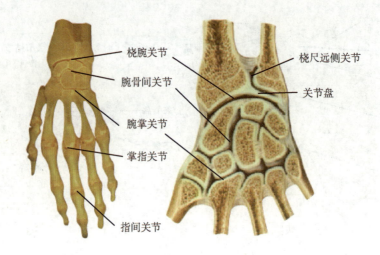

桡腕关节
腕骨间关节
腕掌关节
掌指关节
指间关节

桡尺远侧关节
关节盘

手关节

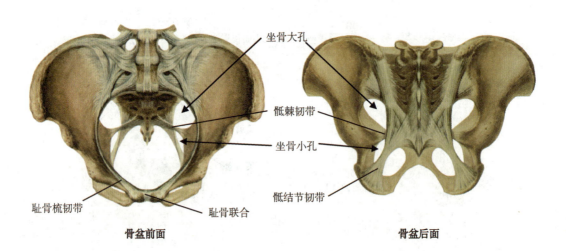

坐骨大孔
骶棘韧带
坐骨小孔
骶结节韧带
耻骨梳韧带
耻骨联合

骨盆前面

骨盆后面

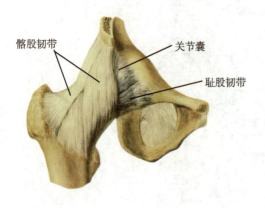

髂股韧带
关节囊
耻股韧带

髋关节（1）

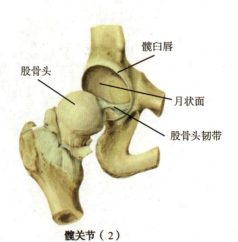

髋臼唇
股骨头
月状面
股骨头韧带

髋关节（2）

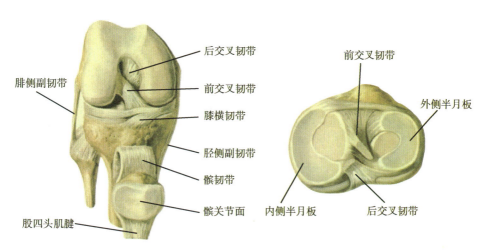

腓侧副韧带

后交叉韧带

前交叉韧带

膝横韧带

胫侧副韧带

髌韧带

髌关节面

股四头肌腱

膝关节

前交叉韧带

外侧半月板

内侧半月板

后交叉韧带

膝关节内韧带和半月板

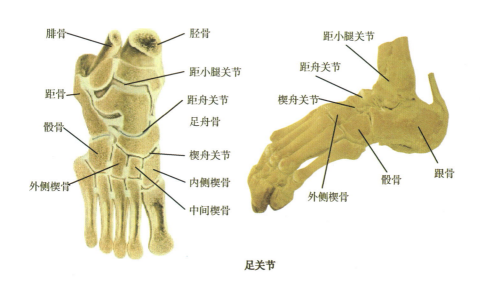

腓骨

胫骨

距骨

距小腿关节

距舟关节

足舟骨

骰骨

楔舟关节

外侧楔骨

内侧楔骨

中间楔骨

距小腿关节

距舟关节

楔舟关节

骰骨

跟骨

外侧楔骨

足关节

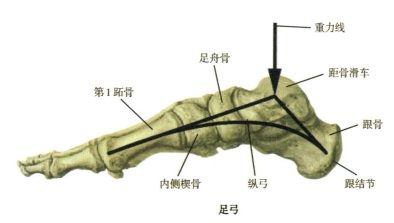

重力线

足舟骨

距骨滑车

第1跖骨

跟骨

内侧楔骨

纵弓

跟结节

足弓

（刘运敏）

骨　骼　肌

【实验目的】

1. 掌握胸大肌、胸锁乳突肌、斜方肌、背阔肌、三角肌、肱二头肌、臀大肌、股四头肌、缝匠肌、小腿三头肌的位置、起止及作用。

2. 掌握膈的形态、位置、孔裂和作用。

3. 掌握腹肌前外侧群的名称、层次、位置和作用。

4. 熟悉咬肌、颞肌、眼轮匝肌、口轮匝肌、竖脊肌的位置和作用及斜角肌间隙。

5. 了解肋间肌的位置和作用；腹直肌鞘的位置和组成；腹股沟管的位置、组成；前臂屈肌群、伸肌群的名称和位置排列关系、手部肌的分群、位置和组成；下肢肌的名称、位置、分群及主要作用。

【实验材料】

1. 完整躯干肌标本；膈肌标本（陈列室示教）；膈肌模型。

2. 颈部肌和头面部肌标本和模型。

3. 上肢肌标本（包括浅层和深层）；手部肌标本（包括骨间肌及蚓状肌）和模型。

4. 完整下肢肌标本（包括浅层和深层）。

【注意事项】

1. 要克服恐惧心理和福尔马林的刺鼻气味，对尸体标本要认真观察。

2. 为了学习肌的起止，实验前需复习一下颅骨、躯干骨、四肢骨的一些骨性标志。

3. 全身肌数目较多，上课之前应先对照教材插图辨认各肌位置，再逐渐进行标本观察。

4. 要爱护标本，勿用力撕扯肌肉标本。

【实验内容】

1. **头肌**　分为面肌和咀嚼肌两部分。以模型为主，配合标本观察。

①**面肌**　主要分布于口裂、眼裂和鼻孔的周围，收缩可牵动皮肤开大和闭合上述孔裂，产生各种不同的表情，故又称为表情肌。

颅顶肌　左右各有一块**枕额肌**，由前面的额腹和后面的枕腹借帽状腱膜相连而成。

眼轮匝肌　位于眼裂周围，收缩时使眼裂闭合。

口轮匝肌　位于口裂周围，收缩时使口裂闭合。

颊肌　在面颊的深部，收缩时可使唇、颊紧贴牙齿，帮助咀嚼和吸吮。

②**咀嚼肌**　有 4 对，包括咬肌、颞肌、翼内肌和翼外肌。

咬肌　位于下颌支的外侧面，呈方形，起自颧弓，止于下颌骨外面的咬肌粗隆。

颞肌　起自颞窝，肌束呈扇形向下集中，经颧弓深面，止于下颌骨冠突。

翼内肌　起自蝶骨翼突，止于下颌角的内侧面。

翼外肌　起自蝶骨大翼下面和翼突，向后外方止于下颌颈。

上述四肌中，咬肌、颞肌和翼内肌可提下颌骨（闭口），使牙咬合，属于闭口肌；翼外肌两侧同时收缩，可使下颌颈向前至关节结节下方，以助张口，属于开口肌；两侧翼内、外肌交替收缩，可使下颌骨向左右移动在，做研磨食物的动作。

2. **颈肌**　颈肌依其所在的位置分为颈浅肌群、舌骨肌群和颈深肌群。

①**颈浅肌群**　只观察胸锁乳突肌。

胸锁乳突肌　位于颈部两侧，是一重要的肌性标志。起自胸骨柄前面和锁骨的内侧端，两头会合斜向后上方，止于颞骨的乳突。作用：两侧收缩使头后仰，一侧收缩可使头颈屈向同侧，面转向对侧。

②**颈中肌群**　包括舌骨上肌群和舌骨下肌群。在颈肌模型上观察。

舌骨上肌群　位于舌骨、下颌骨和颅底之间，包括**二腹肌**、**下颌舌骨肌**、**颏舌骨肌**和**茎突舌骨肌**。

舌骨下肌群　位于颈前部，在舌骨下方正中线两旁，每侧有 4 块肌。只要求了解肌的名称和位置。包括**胸骨舌骨肌**、**胸骨甲状肌**、**甲状舌骨肌**、**肩胛舌骨肌**。

③**颈深肌群**　此肌群位置较深，位于颈椎两侧，主要有**前、中、后斜角肌**。3 肌均起自颈椎横突，下行分别止于第 1 肋和第 2 肋。前、中斜角肌与第 1 肋之间的间隙称为**斜角肌间隙**，内有臂丛神经和锁骨下动脉通过。

3. **躯干肌**　可分为背肌、胸肌、膈和腹肌。

（1）**背肌**

背肌分为浅、深两群，浅层多为阔肌，主要有斜方肌、背阔肌、肩胛提肌和菱形肌，深层主要为竖脊肌。

①**背部浅层肌**　在整尸标本上观察。

斜方肌　位于项部和背上部的浅层，一侧呈三角形，双侧合并为斜方形。起自枕外隆凸、项韧带和全部胸椎的棘突，肌束向外集中止于锁骨、肩峰和肩胛冈。收缩时可使肩胛骨向脊柱靠拢，上部肌束收缩提肩胛骨（耸肩），下部肌束收缩降肩胛骨。斜方肌瘫痪可出现"塌肩"畸形。

背阔肌　为全身最宽阔的扁肌，位于背下部、腰部和胸侧壁。起自第 6 胸椎以下全部椎骨的棘突和髂嵴的后份，肌束向外集中止于，止于肱骨小结节嵴，收缩时可使臂内收、内旋和后伸，如背手姿势。

肩胛提肌　呈带状位于项部两侧，斜方肌深面。收缩时上提肩胛骨。

菱形肌　位于斜方肌中部深面，呈菱形，收缩时牵拉肩胛骨移向内上方。

②背部深层肌

竖脊肌 又称骶棘肌，位于背部深层全部椎骨棘突两旁的纵沟内，为两条强大的纵形肌柱，起自骶骨背面和髂嵴后份，向上分出多条肌束分别止于椎骨、肋骨和枕骨。竖脊肌是维持人体直立的重要肌，收缩可后伸脊柱。

③胸腰筋膜 腰背部的深筋膜，包裹在竖脊肌和腰方肌的周围，形成两的筋膜鞘，可分为浅、中、深三层。在剧烈运动中，胸腰筋膜常可扭伤，为腰肌劳损常见的病因之一。

（2）**胸肌** 可分胸上肢肌和胸固有肌

①胸上肢肌

胸大肌 位于胸壁浅层，起自锁骨、胸骨和上6对肋软骨，肌束向外上集中，止于肱骨大结节。收缩时可使肩关节内收、旋内和前屈。当上肢固定时，可上提躯干，并协助吸气。

胸小肌 位于胸大肌的深面，起自第3～5肋，止于肩胛骨喙突。收缩时拉肩胛骨向前下方；当肩胛骨固定时收缩可提肋助深吸气。

前锯肌 紧贴胸廓外侧壁，起自上位8或9对肋的外面，经肩胛骨的前面走行止于其内侧缘。作用是牵拉肩胛骨向前紧贴胸廓。

②胸固有肌

肋间外肌 位于肋间隙的浅层，起自上位肋骨的下缘，纤维斜向前下，止于下位肋骨的上缘。作用是上提肋以助吸气。

肋间内肌 位于肋间隙的深层，其肌纤维方向与肋间外肌相反，起自下位肋的上缘，纤维斜向内上，止于上位肋的下缘。作用是降肋以助呼气。

（3）**膈** 在模型上观察，可见膈位于胸、腹腔之间，构成胸腔的底和腹腔的顶，呈穹隆状封闭胸廓下口。周围为肌性部份，起自胸廓下口的内面和腰椎的前面，各部肌束向中央集中移行**中心腱**。

膈上有3个裂孔 ①**主动脉裂孔** 约在第12胸椎水平、左右膈脚与脊柱之间，有主动脉和胸导管通过；②**食管裂孔** 在主动脉裂孔的左前上方，约平对第10胸椎，有食管和迷走神经通过；③**腔静脉孔** 位于食管裂孔的右前上方的中心腱内，约平对第8胸椎，有下腔静脉通过。

作用：膈是最主要的呼吸肌，收缩时膈穹隆下降，胸腔容积扩大，助吸气。若膈与腹肌同时收缩，可使腹压增大，协助排便、呕吐、咳嗽、分娩等功能。

（4）**腹肌**

①前外侧群 包括腹直肌、腹外斜肌、腹内斜肌和腹横肌。

腹直肌 位于腹前正中线两侧，被包裹于腹直肌鞘内，将鞘前壁翻开，可见该肌为上宽下窄的长带状多腹肌。在肌的表面可见3～4条横行的腱性结构，称**腱划**。

腹外斜肌 为一宽阔扁肌，位于腹前外侧壁浅层；肌纤维由后外上斜向前下，大部分肌束向内在腹直肌外侧缘处移行为腱膜，经腹直肌前面，参与构成腹直肌鞘的前层，最后终于腹前壁正中的白线。腹外斜肌腱膜的下缘卷曲增厚连于髂前上棘与耻骨结节之间，称**腹股沟韧带**。

　　腹内斜肌　位于腹外斜肌深面，将腹外斜肌翻开，可见该肌纤维大部分从外下方斜向前上方，近腹直肌外侧缘移行为腱膜，分成前后两层包裹腹直肌，分别参与形成腹直肌鞘的前层和后层。腹内斜肌下缘游离成弓形，下部的部分腱膜与腹横肌腱膜结合止于耻骨梳内侧，称**联合腱**（或腹股沟镰）。腹内斜肌最下部的一些细散肌纤维，包绕精索和睾丸，称**提睾肌**。

　　腹横肌　位于腹内斜肌深面，翻开腹内斜肌，可腹横肌的肌束横行向内，其腱膜行经腹直肌后面参与组成腹直肌鞘后层。下部肌束及其腱膜亦分别参与腹股沟镰和提睾肌的构成。

　　腹肌作用：形成腹壁，保护腹腔脏器，维持腹内压。收缩时可协助完成排便、分娩、呕吐和咳嗽等生理功能。同时参与脊柱侧屈和旋转等运动。

　　②后群　有腰大肌和腰方肌。**腰方肌**位于腹后壁，脊柱两侧，腰大肌外侧。腰大肌起于腰椎体侧面和横突，向下参与构成髂腰肌。

　　4. 上肢肌 依其部位可分为肩肌、臂肌、前臂肌和手肌。

　　（1）肩肌　肩肌配布在肩关节周围，均起自上肢带骨，止于肱骨。能运动肩关节，并能增强肩关节的稳固性。包括三角肌、冈上肌、冈下肌、小圆肌、大圆肌和肩胛下肌。

　　①三角肌　在肩部外侧面观察，此肌呈三角形，起自锁骨外侧分、肩峰和肩胛冈，肌束从前、外、后方三面包围肩关节，止于肱骨的三角肌粗隆。收缩时主要使肩关节外展。前部肌束收缩可使肩关节前屈、内收和内旋，后部肌束收缩可使肩关节后伸、内收和外旋。三角肌是肌内注射的常用部位。

　　②冈上肌　起自冈上窝，越过肩关节囊上方，止于肱骨大结节上部，收缩可外展肩关节。

　　③冈上肌　起自冈下窝，行经肩关节囊后方，止于肱骨大结节中部，收缩可外旋肩关节。

　　④小圆肌　位于冈下肌下方，起自肩胛骨外侧缘，行经肩关节囊后方，止于肱骨大结节下部，收缩可外旋肩关节。

　　⑤大圆肌　位于小圆肌下方，起自肩胛骨下角，行经肩关节前方，止于肱骨小结节嵴。收缩时内收、内旋后伸肩关节。

　　⑥肩胛下肌　起自肩胛下窝，止于肱骨小结节。收缩时内收、内旋肩关节。

　　（2）臂肌　可分前群和后群。

　　①前群有肱二头肌、喙肱肌和肱肌。

　　肱二头肌　位于臂前面浅层，呈梭形，起端有长、短两头，长头起自肩胛骨盂上结节，通过肩关节囊上部，经结节间沟下行；短头起自肩胛骨喙突，两头合并成一个肌腹下行，以肱二头肌肌腱止于桡骨粗隆。主要是屈肘关节和肩关节。

　　喙肱肌　在肱二头肌短头的后内侧。

　　肱肌　位于肱二头肌下半部的深面。

　　②后群有肱三头肌

　　肱三头肌　有三个头，长头起自肩胛骨盂下结节，外侧头和内侧头均起自肱骨背面。

三头合成肌腹，以扁腱止于尺骨鹰嘴。主要作用是伸肘关节，其长头使肩关节后伸和内收。

（3）前臂肌　位于前臂桡、尺骨周围，分前、后两群，共19块。

①前群位于前臂的前面，主要为屈腕、屈指及前臂旋前的肌肉，故又称为屈肌群，共9块，分为4层。

第1层　有5块，从桡侧向尺侧依次为**肱桡肌**、**旋前圆肌**、**桡侧腕屈肌**、**掌长肌**和**尺侧腕屈肌**。除肱桡肌起于肱骨外上髁止于桡骨茎突外，其余均以屈肌总腱起自肱骨内上髁。其中旋前圆肌止于桡骨体中部外侧面，其它分别止于腕、掌、指骨。

第2层　有**指浅屈肌**，位于上述诸肌深面，起自肱骨内上髁和尺、桡骨前面，以四腱止于中节指骨体。

第3层　有2块，即桡侧的**拇长屈肌**和尺侧的**指深屈肌**。分别起自桡、尺骨和前臂骨间膜前面，止于远节指骨底。

第4层　**旋前方肌**位于尺、桡骨远端前面，起自尺骨止于桡骨。

②后群　位于前臂后面，主要作用是伸腕、指和前臂旋后，故又称为伸肌群，共10块，分浅、深两层。

浅层 有5块，自桡侧向尺侧依次为**桡侧腕长伸肌**、**桡侧腕短伸肌**、**指伸肌**、**小指伸肌**和**尺侧腕伸肌**。

深层 有5块，观察时将浅层拉开，由桡侧向尺侧依次为**旋后肌**、**拇长展肌**、**拇短伸肌**、**拇长伸肌**和**示指伸肌**。

（4）手肌　全部位于手的掌面，分为外侧群、中间群和内侧群，主要作用为运动手指。

①外侧群有**拇短展肌**、**拇短屈肌**、**拇对掌肌**和**拇收肌**。在手掌桡侧隆起称鱼际。

②中间群位于掌心，包括4块**蚓状肌**和7**块骨间肌**。

③内侧群有**小指展肌**、**小指短屈肌**和**小指对掌肌**。

5.**下肢肌**依其部位可分为髋肌、大腿肌、小腿肌和足肌。

（1）**髋肌**　分布于髋关节周围，主要运动髋关节。分前、后两群。

前群：有髂腰肌和阔筋膜张肌。

①**髂腰肌**　由腰大肌和髂肌结合而成。其中腰大肌起于腰椎椎体侧面和横突，髂肌呈扇形起于髂窝，两肌会合，向下经腹股沟韧带深面进入股部，止于股骨小转子，髂腰肌的作用是屈髋关节并可外旋大腿，当下肢固定时可前屈躯干。

②**阔筋膜张肌**　位于大腿上部的前外侧，肌腹在阔筋膜（大腿深筋膜）两层之间。

后群：有臀大肌、臀中肌、臀小肌和梨状肌等。

①**臀大肌**　起自髂骨翼外面和骶骨后面，斜向下外，止于股骨的臀肌粗隆和髂胫束。其主要作用为伸髋关节，并可防止身体前倾，维持身体平衡。臀大肌宽厚，和皮下组织形成臀部膨隆，臀部外上象限（避开内侧角）为临床常用的肌内注射部位。

②**臀中肌**和**臀小肌**　臀中肌位于臀大肌的深面，臀小肌位于臀中肌的深面，二肌均起于髂骨翼外面，止于股骨大转子。两侧共同使髋关节外展。

③**梨状肌**　起自骶骨的前面，向外经坐骨大孔出骨盆入臀部，止于股骨大转子的顶部。可使髋关节外展外旋。

（2）**大腿肌**　分布于股骨周围，分前、后和内侧三群。

前群：在大腿部前面观察。

①**缝匠肌**　呈扁带状，是人体最长的肌，起自髂前上棘，斜向内下方，经膝关节内侧，止于胫骨上端内侧面。其作用为屈髋关节和屈膝关节。

②**股四头肌**　是全身中体积最大的肌。该肌有4个头，分别称为股直肌、股内侧肌、股外侧肌和股中间肌。除股直肌起自髂前下棘外，其余均起自股骨，4个头合并向下移行为肌腱，包绕髌骨向下延续为髌韧带，止于胫骨粗隆。其作用为伸膝关节，股直肌还可屈髋关节。

内侧群：在缝匠肌内侧，共5块，分层排列。浅层自外侧向内侧依次为耻骨肌、长收肌和股薄肌。深层有短收肌和大收肌。作用：主要是内收大腿，故又称为内收肌群。

后群：有3块肌，居内侧的是半腱肌及其深面的半膜肌；居外侧的是股二头肌。3块肌均起自坐骨结节，经髋、膝关节的后方，止于胫骨和腓骨的上端。作用：主要是伸髋关节、屈膝关节。

（3）**小腿肌**　位于胫、腓骨周围，分前、后和外侧三群。

前群：在小腿前面观察，可见胫骨前缘外侧有3块肌，自内侧向外侧依次为胫骨前肌、:长伸肌、趾长伸肌。三肌均起自胫、腓骨上端和小腿骨间膜，向下经踝关节前方，止于跖骨、趾骨背面。作用：伸踝关节（背屈）、伸趾、并使足内翻。

外侧群：在小腿外侧观察，浅层为腓骨长肌，深层为腓骨短肌，两肌肌腱经外踝后方绕至足底，腓骨长肌止于第1跖骨，短肌止于第5跖骨。作用使足外翻和屈踝关节（跖屈）。

后群：位于小腿后方，分浅、深两层。

①浅层　有强大的小腿三头肌，由腓肠肌及其深面的比目鱼肌合成。三个头会合成一个肌腹，在小腿后面上部形成膨隆的小腿肚，向下延续为跟腱，止于跟骨结节。作用：屈小腿和上提足跟。

②深层　有3块肌，翻开比目鱼肌观察，可见深层由内侧向外侧依次为趾长屈肌、胫骨后肌和:长屈肌。此3肌起自胫骨、腓骨后面和骨间膜，向下移行为肌腱，经内踝后方转至足底，分别止于跗骨和趾骨。作用：使足跖屈和内翻，屈趾。

（4）**足肌**　可分为足背肌和足底肌。足底肌较多，主要作用在开维持足弓。

【附图】

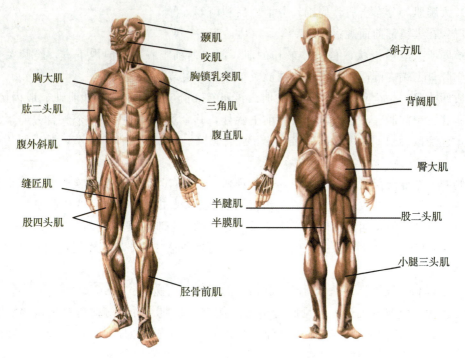

颞肌
咬肌
胸锁乳突肌
三角肌
胸大肌
肱二头肌
腹外斜肌
腹直肌
缝匠肌
股四头肌
半腱肌
半膜肌
胫骨前肌
斜方肌
背阔肌
臀大肌
股二头肌
小腿三头肌

全身骨骼肌

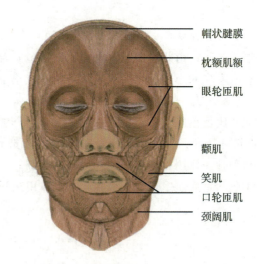

帽状腱膜
枕额肌额
眼轮匝肌
颧肌
笑肌
口轮匝肌
颈阔肌

头肌

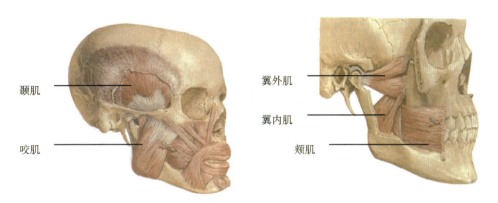

颞肌

咬肌

翼外肌

翼内肌

颊肌

咬肌和颞肌（右侧）

翼内肌、翼外肌（右侧）

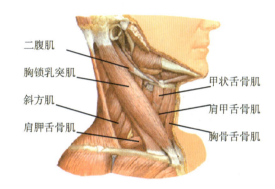

二腹肌

胸锁乳突肌

斜方肌

肩胛舌骨肌

甲状舌骨肌

肩甲舌骨肌

胸骨舌骨肌

颈肌（前面）

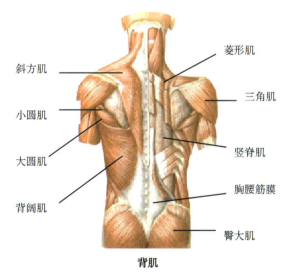

斜方肌

小圆肌

大圆肌

背阔肌

菱形肌

三角肌

竖脊肌

胸腰筋膜

臀大肌

背肌

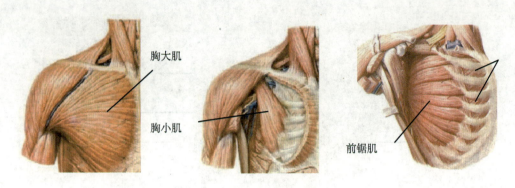

胸肌

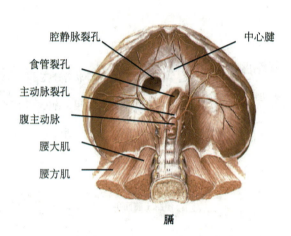

膈

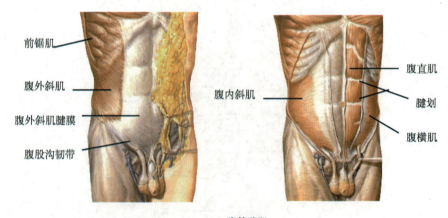

腹前壁肌

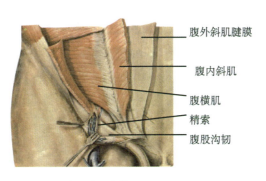

腹外斜肌腱膜

腹内斜肌

腹横肌

精索

腹股沟韧

腹股沟管

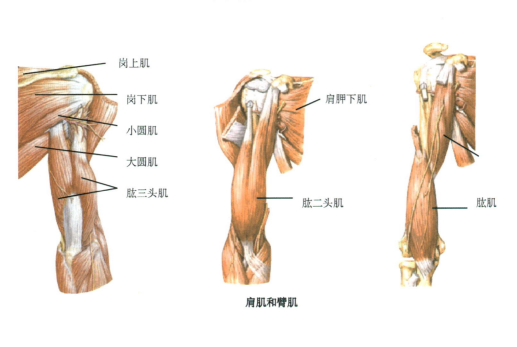

岗上肌

岗下肌

小圆肌

大圆肌

肱三头肌

肩胛下肌

肱二头肌

肱肌

肩肌和臂肌

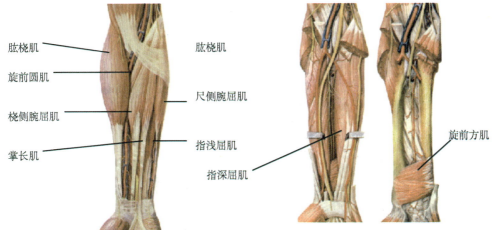

肱桡肌

旋前圆肌

桡侧腕屈肌

掌长肌

肱桡肌

尺侧腕屈肌

指浅屈肌

指深屈肌

旋前方肌

前臂前群肌

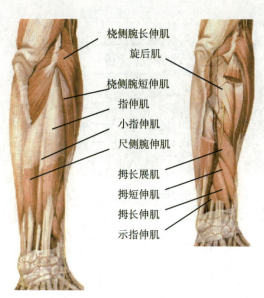

桡侧腕长伸肌
旋后肌
桡侧腕短伸肌
指伸肌
小指伸肌
尺侧腕伸肌
拇长展肌
拇短伸肌
拇长伸肌
示指伸肌

前臂后群肌

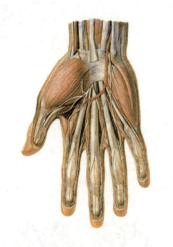
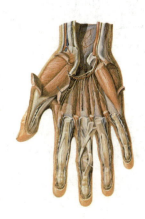

手肌

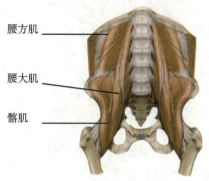

腰方肌
腰大肌
髂肌

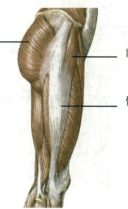

臀大肌
阔筋膜张肌 肉
髂胫束

髋肌

人体解剖学与组织胚胎学实验指导

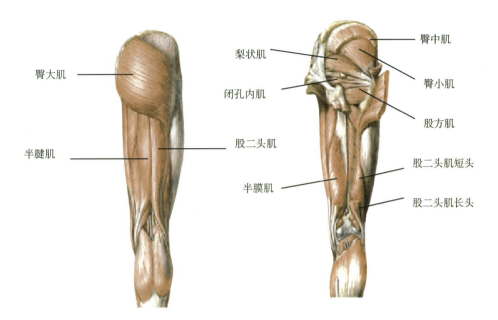

臀大肌

半腱肌

梨状肌

闭孔内肌

股二头肌

半膜肌

臀中肌

臀小肌

股方肌

股二头肌短头

股二头肌长头

髋肌和大腿后群肌

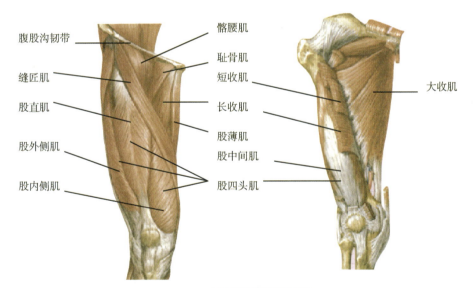

腹股沟韧带

缝匠肌

股直肌

股外侧肌

股内侧肌

髂腰肌

耻骨肌

短收肌

长收肌

股薄肌

股中间肌

股四头肌

大收肌

大腿前群肌和内侧群肌

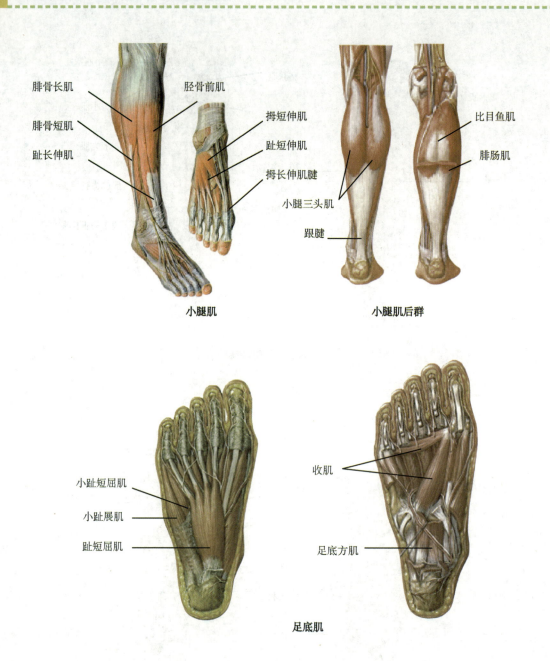

腓骨长肌

胫骨前肌

腓骨短肌

拇短伸肌

趾长伸肌

趾短伸肌

拇长伸肌腱

比目鱼肌

腓肠肌

小腿三头肌

跟腱

小腿肌

小腿肌后群

小趾短屈肌

小趾展肌

趾短屈肌

收肌

足底方肌

足底肌

（刘运敏）

消化系统

【实验目的】

1. 了解口腔的境界；舌肌的组成和功能；咽壁的构造；肝的分段；腹膜间隙的位置和交通。

2. 熟悉食管的分部；胃壁的构造；肝外胆道系统的组成和联通关系；腹膜的配布和腹膜腔的形成；大网膜、小网膜、网膜囊、网膜孔的位置与交通。

3. 掌握消化系统的组成及功能；上、下消化道的概念；牙的种类、数目、形态和构造；咽的位置、分部和结构；食管 3 个狭窄的位置和临床意义；消化管壁的基本结构；胃的位置、形态、结构；小肠的分部和黏膜结构特点；大肠的分部及形态；口腔三对大唾液腺的位置和开口部位；肝脏的位置、形态及结构；胰的位置、形态及结构；

【实验材料】

1. 人体头颈部正中矢状切标本及模型
2. 消化系各器官的分离标本和模型（食管、主动脉与气管、胃、空回肠、结肠、盲肠和阑尾、直肠、肝、胆、胰及十二指肠标本及模型）
3. 人体半身模型
4. 人体模型 胸、腹腔已切开
5. 各类牙和牙构造的标本及模型
6. 男、女性盆腔正中矢状切面标本及模型
7. 腹膜标本及模型
8. 切开的空肠、回肠的标本和模型。

【注意事项】

1. 观察内脏游离标本，请先注意按解剖学姿势放好，然后再按照实验指导顺序仔细观察；同时注意结合整体标本和图谱观察位置关系。
2. 切忌用锐器损坏标本，也不要过分牵拉以免损坏正常结构及各部位置关系。
3. 进行活体观察时，态度要严肃认真。

【实验内容】

1. **口腔** 观察口腔及口腔内器官以活体为主，并借助头颈部正中矢状切面标本和模

型、牙标本和模型、唾液腺标本。口腔前壁为口唇，两侧为颊，上壁为腭，下壁为口底。向前以口裂通体外，向后经咽峡通咽腔。

（1）**口唇和颊** 由皮、肌和口腔黏膜构成。上唇表面正中线上有一浅沟称**人中**，其上、中 1/3 交界处为人中穴。从鼻翼两旁至口角两侧各有一浅沟称**鼻唇沟**。

（2）**腭** 在头正中矢状切面标本上观察。腭为口腔上壁，前 2/3 位**硬腭**，后 1/3 为**软腭**。软腭由粘膜和肌组成，前缘与硬腭相续，后缘游离而且下垂，其中央向下突起称**腭垂**，自软腭游离缘向两侧形成前、后两条由粘膜形成的弓形皱襞，近前方的一条是**腭舌弓**，向下续于舌根，后方的一条叫**腭咽弓**，止于咽的侧壁，前后两弓之间的凹窝内有**腭扁桃体**。由腭垂、左右两侧腭舌弓和舌根共同围成的狭窄区域称**咽峡**。

（3）**牙** 在牙的模型上观察。每个牙分 3 个部分，露出在口腔内的部分，称**牙冠**，牙冠的表面有一层洁白的釉质。嵌于牙槽内的部分，称**牙根**，牙根尖部有一个小孔，称牙根尖孔。介于牙冠与牙根交界部分，称**牙颈**。每个牙根均有牙根尖孔，通过牙根管与牙冠内较大的牙冠腔相通。牙根管与牙冠腔，合称**牙腔**或**髓腔**。牙槽表面和牙颈周围都被覆着口腔黏膜和结缔组织构成的**牙龈**。牙嵌入上下颌骨牙槽内，分别排列成上牙弓和下牙弓。乳牙共 20 个，包括切牙、尖牙和磨牙；恒牙共 32 个，包括切牙、尖牙、前磨牙和磨牙。

（4）**舌** 取游离舌标本观察。舌位于口腔底，分为上下两面，上面可见一人字形的界沟，将舌分为前 2/3 的**舌体**和后 1/3 的**舌根**。舌体的前端称**舌尖**。舌下面正中线处各有一粘膜皱襞成为**舌系带**，舌系带根部的两侧各有一小粘膜隆起称**舌下阜**，由舌下阜向两侧延伸，各有一粘膜隆起称**舌下襞**，其深面有**舌下腺**。

舌粘膜 取小圆镜自行观察。舌粘膜呈淡红色，覆于舌的表面。在舌背粘膜上有许多小突起，称舌乳头。舌乳头按形状可分为**丝状乳头**、**菌状乳头**、**叶状乳头**和**轮廓乳头** 4 种：①丝状乳头丝状乳头数量最多，遍布于舌背前 2/3，如丝绒状；②菌状乳头菌状乳头稍大于丝状乳头，呈鲜红色，散在于丝状乳头之间，多见于舌尖和舌侧缘；③轮廓乳头轮廓乳头体积最大，排列于界沟前方，约 7～11 个，其中央隆起，周围有环状沟；④叶状乳头叶状乳头位于舌侧缘的后部，每侧为 4～8 条并列的叶片形的粘膜皱襞，小儿较清楚。除丝状乳头外，其他舌乳头均含有**味蕾**，为味觉感受器，具有感受甜、酸、苦、咸等味觉功能。

舌肌 在头正中矢状切面标本上观察。舌内肌起、止均在舌内，其肌纤维有纵肌、横肌和垂直肌，收缩时可改变舌的形态。舌外肌最重要的是**颏舌肌**。两侧颏舌肌同时收缩，伸舌；一侧收缩时使舌尖伸向对侧。如一侧颏舌肌瘫痪，伸舌时健侧颏舌肌收缩使舌外伸，而患侧颏舌肌不能收缩，故使舌尖歪向瘫痪侧。

（5）**唾液腺** 唾液腺有 3 对：**腮腺**、**舌下腺**、**下颌下腺**。其中最大的是腮腺，位于耳廓前下方，外表略呈三角形，腮腺导管由腮腺的前缘发出，在颧弓下方一横指处，向前横过咬肌表面，再呈直角向内，穿过颊肌，开口于上颌第二前磨牙相对的颊粘膜处。

2. **咽** 在头颈部正中矢状切面标本和模型上观察。咽是一个前后略扁的漏斗形肌性管道，位于 1～6 颈椎的前方，上起颅底，下达第 6 颈椎下缘移行于食管。咽后壁及侧壁完整，其前壁不完整，分别与鼻腔、口腔和喉腔相通。咽以软腭与会厌上缘为界，分为鼻咽、口咽和喉咽 3 部分：（**鼻咽** 是鼻腔向后的直接延续。上达颅底，下至软腭平面，在鼻咽的两侧壁相当于下鼻甲后方 1cm 处各有一个**咽鼓管咽口**，借咽鼓管通中耳鼓室。该口的前、上和后方有明显的半环形隆起，称**咽鼓管圆枕**，它是咽鼓管吹张术时寻找咽鼓管咽口的标志。咽鼓管圆枕的后上方有一凹陷，称**咽隐窝**，是鼻咽癌的好发部位。（**口咽** 位于口腔的后方，介于软腭与会厌上缘之间，向上通鼻咽，向下通喉咽，向前经咽峡通口腔。（**喉咽** 位于喉的后方，上起会厌上缘，下至第 6 颈椎体下缘平面移行于食管。向前经喉口通喉腔。喉咽是咽腔中最狭窄部分，在喉口两侧各有一个深凹，称**梨状隐窝**，常为异物滞留的部位。

3. **食管** 在人体半身模型，胸、腹腔已切开的标本上观察。

食管为前后扁窄的肌性管，上端于第 6 颈椎体下缘平面续咽，下行穿过膈的食管裂孔，下端约于第 11 胸椎左侧与胃连接，全长约 25cm。按其行程可分为**颈部**、**胸部**和**腹部**三部分。颈部较短，长约 5cm，自始端至胸骨的颈静脉切迹平面。胸部较长，约 18～20cm，自颈静脉切迹平面至食管裂孔。腹部最短，长约 1～2cm，自食管裂孔至贲门。食管有 3 个**生理性狭窄**：第 1 个狭窄在食管的起始处，距切牙约 15cm。第 2 个狭窄在食管与左主支气管交叉处，距切牙约 25cm。第 3 个狭窄为食管穿过膈的食管裂孔处，距切牙约 40cm。这些狭窄尤其是第 2 个狭窄部常为异物滞留和食管癌的好发部位。当进行食管内插管时，要注意这 3 个狭窄。

4. **胃** 在人体模型腹腔已切开上观察。胃的位置常因体型、体位和充盈程度不同而有较大变化。通常，胃空虚时大部分位于左季肋区，小部分位于腹上区。胃的形态，从游离胃上可见胃有：胃有上、下 2 口，大、小 2 弯，4 部和前、后 2 壁。

(1) **两口** 胃的上口（入口），称贲门，接食管。下口（出口）称幽门，通十二指肠。

(2) **两缘** 胃上缘凹而短，朝向右上，称**胃小弯**。胃钡餐造影时，在胃小弯的最低处，可见一明显的切迹，称**角切迹**，它是胃体与幽门部在胃小弯的分界。下缘凸而长，朝向左下，称**胃大弯**。

(3) **四部** 位于贲门附近的部分，称贲门部；位于贲门平面向左上方凸出的部分，称**胃底**；胃的中间部分，称**胃体**；位于角切迹与幽门之间的部分，称**幽门部**。在幽门部大弯侧有一不太明显的浅沟，称中间沟此沟将幽门部分为右侧呈长管状、管腔变窄的**幽门管**和左侧较为扩大的**幽门窦**。胃溃疡和胃癌多发生于幽门窦近胃小弯处。

(4) **两壁** 胃前壁朝向前上方，胃后壁朝向下方。胃壁的平滑肌在幽门处环形增厚，形成幽门括约肌，有延缓胃内容物排空和防止肠内容物逆流至胃的作用。胃粘膜柔软，血供丰富，呈淡红色，空虚时形成许多皱襞。在胃小弯处粘膜形成 4～5 条纵行皱襞。在幽门括约肌表面覆有胃粘膜，突入管腔内形成环形皱襞，**称幽门瓣**。

5. **小肠** 在人体模型已切开腹腔的标本上观察。是消化管中最长的一段，是进行消化吸收的重要部分。上起幽门，下连盲肠，成人全长约 5～7m，分十二指肠、空肠和回肠三部分。

(1) **十二指肠** 取十二指肠游离标本观察。十二指肠成人长约 25cm，呈 "C" 形包绕胰头，按其位置不同 可分为**上部**、**降部**、**水平部**和**升部**四部。①**上部** 起自胃的幽门，行向右后方，至肝门下方急转向下移行为降部，转折处为**十二指肠上曲**。上部与幽门相接约2.5cm一段肠管，壁较薄，粘膜面较光滑无环状襞，称**十二指肠球**，是十二指肠溃疡及穿孔的好发部位。②**降部**　起自十二指肠上部，沿右肾内侧缘下降，至第3腰椎水平弯向左侧续水平部，折转处称十二指肠下曲。降部内面粘膜环状皱襞发达，在其后内侧壁上有一纵行皱襞，纵襞下端有一突起，称**十二指肠大乳头**，是肝胰壶腹的开口处，距切牙约75cm。③**水平部**　又称下部，自十二指肠下曲起始，向左横行达第3腰椎左侧续于升部。肠系膜上动脉与肠系膜上静脉紧贴此部前面下行，在某些情况下，肠系膜上动脉可压迫该部引起十二指肠梗阻。④**升部**　最短，自第3腰椎左侧斜向左上方，达第2腰椎左侧急转向前下方，形成**十二指肠空肠曲**，移行于空肠。十二指肠空肠曲的后上壁借十二指肠悬肌固定于右膈脚。十二指肠悬肌和包绕其下段表面的腹膜皱襞共同构成**十二指肠悬韧带**，又称 Treitz **韧带**，是手术中确认空肠起始的重要标志。

（2）**空肠和回肠**　空肠上端起自十二指肠空肠曲，回肠下端接盲肠。空、回肠之间无明显界线，一般空肠占空回肠全长近侧的2/5，占据腹腔的左上部。外观上，空肠管径较粗，肠壁较厚，血管较多，颜色较红；肠系膜内血管弓少，直血管长；粘膜环状襞密而高，绒毛较多；有散在的孤立淋巴滤泡。回肠占空回肠全长的远侧3/5，位于腹腔右下部，部分位于盆腔内。回肠管径较细，肠壁较薄，血管较少，颜色较淡，环状襞、绒毛疏而低；肠系膜内血管弓多，直血管短；除有孤立淋巴滤泡外，还有集合淋巴滤泡，尤其在回肠下部多见。

6. **大肠**　在游离大肠的标本上观察。大肠全长约1.5m，分**盲肠**、**阑尾**、**结肠**、**直肠**和**肛管** 5个部分。盲肠和结肠具有三个特征性结构，即**结肠带**、**结肠袋**和**肠脂垂**。结肠带有三条，由肠壁的纵行肌增厚而成，沿肠的纵轴排列，3条结肠带均汇集于阑尾根部。结肠袋的形成是由于结肠带较肠管短，使肠管形成许多由横沟隔开的囊状突出。肠脂垂为沿结肠带两侧分布的众多脂肪突起。这三个特征性结构是区别大肠和小肠的标志。

（1）**盲肠和阑尾**　盲肠位于右髂窝内，是大肠的起始部，下端呈盲囊状，左接回肠，长约6～8cm，向上与升结肠相续。回肠末端开口于盲肠，开口处有上、下两片唇样粘膜皱襞，称**回盲瓣**。此瓣既可控制小肠内容物进入盲肠的速度，使食物在小肠内充消化吸收，又可防止大肠内容物逆流到回肠。在回盲瓣下方约2cm处，有阑尾的开口 。

阑尾为一蚓状突起，根部连于盲肠的后内侧壁，远端游离，一般长6～8cm。阑尾的位置变化较大，多与盲肠一起位于右髂窝内，以回肠后位和盲肠后位较多见。三条结肠带会聚于阑尾根部，故临床作阑尾手术时，可沿结肠带向下寻找阑尾。阑尾根部的体表投影点，通常在脐与右髂前上棘连线的中、外1/3交点处，该点称 McBurney 点（麦氏点）。临床上发生阑尾炎时常有**麦氏点**压痛。

（2）**结肠**　在腹腔深层标本上观察。结肠围绕在小肠周围，始于盲肠，终于直肠。分为**升结肠**、**横结肠**、**降结肠**和**乙状结肠** 4部。

①**升结肠**　在右髂窝起于盲肠，沿右侧腹后壁上升，至肝右叶下方，转向左形成**结肠右曲**或称**肝曲**，移行于横结肠。

②**横结肠**　起自结肠右曲，向左横行至脾下方转折向下形成**结肠左曲**或称**脾曲**，续于

降结肠。横结肠由横结肠系膜连于腹后壁，活动度大，常形成一下垂的弓形弯曲。

③ **降结肠** 起自结肠左曲，沿左侧腹后壁向下，至左髂嵴处移行于乙状结肠。

④ **乙状结肠** 长约40cm，呈"乙"字形弯曲，于左髂嵴处上接降结肠，沿左髂窝转入盆腔内，至第3骶椎平面续于直肠。乙状结肠借乙状结肠系膜连于骨盆侧壁，活动度较大。系膜过长，可造成乙状结肠扭转。

（3）**直肠** 在骨盆正中矢状切面标本和模型上观察。直肠长约10～14cm，位于小骨盆腔的后部、骶骨的前方。其上端在第3骶椎前方续乙状结肠，沿骶骨和尾骨前面下行穿过盆膈，移行为**肛管**。直肠并非笔直，在矢状面上有两个弯曲，即**骶曲**和**会阴曲**。骶曲由于直肠在骶、尾骨前面下降，形成凸向后的弯曲；会阴曲是直肠绕过尾骨尖形成凸向前的弯曲。直肠下段肠腔膨大，称**直肠壶腹**。直肠壶腹内面的粘膜和环形肌，形成2～3个**直肠横襞**。

（4）**肛管** 取游离直肠至肛门矢状切面标本观察。肛管长约4cm，上续直肠，末端终于肛门。肛管内面有6～10条纵行的粘膜皱襞，称**肛柱**。肛柱下端之间有半月状的粘膜皱襞相连，称**肛瓣**。肛瓣与相邻肛柱下端共同围成的小隐窝，称**肛窦**。连接各肛柱下端与各肛瓣边缘的锯齿状环性线**称齿状线**或肛皮线。在齿状线的下方，肛管内面由于肛门内括约肌紧缩，形成略微凸起的环形带，称**肛梳**。在肛梳下缘，活体上可见皮肤上有浅蓝色的环形线，称**白线**，是肛门内、外括约肌的分界处。

7. 肝

（1）**肝的形态** 在离体肝脏标本和模型上观察。肝呈不规则的楔形，可分为上、下两面和前、后、左、右4缘。肝上面膨隆，与膈相接，故又称**膈面**。膈面的前部有呈矢状位的镰状韧带附着，以此将肝分为大而厚的肝右叶和小而薄的肝左叶。膈面后部无腹膜覆盖的部分，称裸区。肝下面朝向下后方，邻接一些腹腔脏器，又称**脏面**。脏面中部有略呈"H"形的3条沟。其中位于脏面正中的横沟，称**肝门**。肝门是肝固有动脉左、右支，肝左、右管，肝门静脉左、右支以及神经和淋巴管进出肝的门户。

（2）**肝的位置** 肝大部分位于右季肋区和腹上区，小部分位于左季肋区。肝的前面大部分被肋所掩盖，仅在腹上区左、右肋弓间，只有小一部分露出，直接与腹前壁相接触。肝的上界与膈穹窿一致，可用以下连线来表示：右锁骨中线与第5肋间或第5肋的交点；左锁骨中线与第5肋间隙的交点。肝的下界即肝下缘，右侧与右肋弓大体一致；在腹上区左、右肋弓之间，肝下缘居于剑突下约3～5cm；左侧被肋弓掩盖。故体检时，在右肋弓下不能触及肝。但3岁以下的健康幼儿，由于腹腔容积相对较小，而肝的体积相对较大，肝下缘常低于右肋弓下1.5cm～2.0cm，7岁以后，接近成人位置。

（3）**胆囊和肝外胆道系统** 肝外胆道系统是指在肝门以外走行的胆道系统而言，包括**肝左管、肝右管、肝总管、胆囊管、胆总管和胆囊**。胆囊位于肝下面的胆囊窝内，上面借结缔组织与肝相连。胆囊分**底、体、颈、管**4部分。**胆囊底**是胆囊突向前下方的盲端，常在肝前缘的胆囊切迹处露出，并与腹前壁相贴。胆囊底的体表投影位置在右锁骨中线与右肋弓交点附近。胆囊体是胆囊的主体部分，其向后变细移行为**胆囊颈**。胆囊颈细而弯曲，常以直角转向左下，与**胆囊管**相续。胆囊管向下与**肝总管**汇合成**胆总管**。胆总管向下与**胰**

管汇合，形成**肝胰壶腹**，开口于十二指肠大乳头。

8. **胰** 在腹膜后间隙器官标本和模型上观察。胰是位于腹后壁的一个狭长腺体，横向位于腹上区和左季肋区，平对第1～2腰椎体。可分头、体、尾3部分，各部之间无明显界限。头部在腹中线右侧，体、尾部在腹中线左侧。位于胰实质内，偏背侧，有走行与胰的长轴一致，从胰尾经胰体走向胰头的主排泄管，称**胰管**。胰管沿途接受许多小叶间导管，最后于十二指肠降部的壁内与胆总管汇合成肝胰壶腹，开口于**十二指肠大乳头**。在胰头上部常可见一小管，行于胰管上方，称**副胰管**，开口于**十二指肠小乳头**。

9. **腹膜** 腹膜是衬贴于腹、盆壁内面的壁腹膜和包被于腹、盆腔脏器表面的脏腹膜，由间皮和结缔组织构成，呈半透明状。壁、脏腹膜相互移行所围成的不规则的潜在性间隙称**腹膜腔**。腹膜腔内含有少量具有润滑作用的少量浆液，病变时可产生大量积液，称腹水。男性腹膜腔完全封闭，与外界不通；女性腹膜腔可经输卵管的腹腔口、输卵管、子宫与阴道通外界。

（1）**网膜** 在完好腹膜标本、模型上观察。

① **大网膜** 是由连于胃大弯和横结肠之间的四层腹膜皱襞组成，像围裙状悬垂于横结肠与空、回肠的前方，内含脂肪组织、血管和巨噬细胞等，具有重要的吸收和防御功能。

② **小网膜** 是肝门向下移行至胃小弯和十二指肠上部的双层腹膜皱襞，包括肝**胃韧带**和肝十二指肠韧带两部分。

③ **网膜囊** 网膜囊位于小网膜和胃与腹后壁之间扁窄的腹膜间隙，它是腹膜腔的一部分，又称为**小腹膜腔**。

（2）**系膜** 系膜是指将肠管连接在腹盆后壁的双层腹膜结构。在系膜的两层之间，夹有血管、神经、淋巴管和淋巴结等。主要的系膜有**肠系膜、阑尾系膜、横结肠系膜**和**乙状结肠系膜**等。其中肠系膜最长，呈扇形，其根部从第2腰椎体左侧斜向右下至右骶髂关节前方。

（3）**腹膜陷凹** 腹膜陷凹位于盆腔内，为腹膜在盆腔脏器之间移行反折形成。男性在膀胱与直肠之间有**直肠膀胱陷凹**，凹底距肛门约7.5cm。女性在膀胱与子宫之间有**膀胱子宫陷凹**，在直肠与子宫之间有**直肠子宫陷凹**，后者又称D0uglas腔，较深，凹底距肛门约3.5cm，与阴道穹后部之间仅隔以阴道后壁和腹膜。站立或坐位时，男性的直肠膀胱陷凹和女性的直肠子宫陷凹是腹膜腔的最低部位，故腹膜腔内的积液多聚积于此，临床上可进行直肠穿刺和阴道穹后部穿刺以进行诊断和治疗。

【附图】

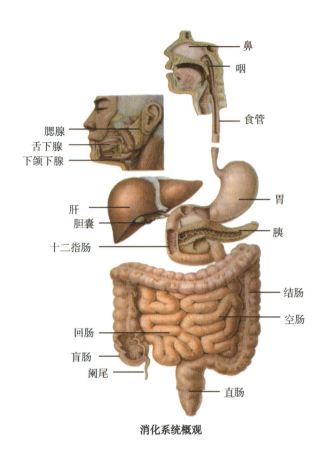

鼻
咽
食管
腮腺
舌下腺
下颌下腺
肝
胆囊
十二指肠
胃
胰
结肠
空肠
回肠
盲肠
阑尾
直肠

消化系统概观

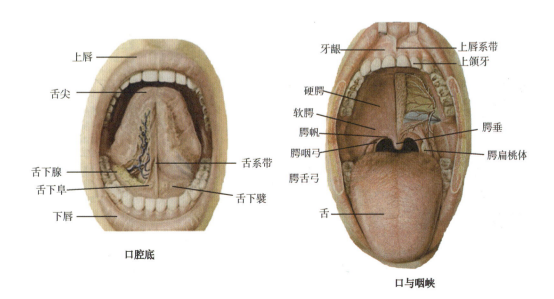

上唇
舌尖
舌下腺
舌下阜
下唇
舌系带
舌下襞

口腔底

牙龈
硬腭
软腭
腭帆
腭咽弓
腭舌弓
舌
上唇系带
上颌牙
腭垂
腭扁桃体

口与咽峡

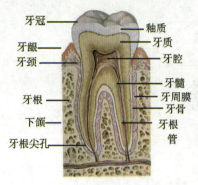

牙冠
釉质
牙龈
牙质
牙颈
牙腔
牙髓
牙根
牙周膜
牙骨
下颌
牙根
牙根尖孔
管

牙的构造模式图（纵切）

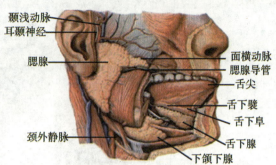

颞浅动脉
耳颞神经
腮腺
面横动脉
腮腺导管
舌尖
舌下襞
舌下阜
舌下腺
颈外静脉
下颌下腺

腮腺下颌下腺及舌下腺（外侧面）

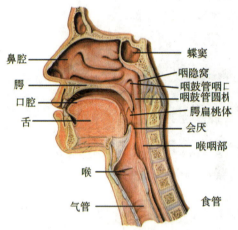

鼻腔
蝶窦
咽隐窝
咽鼓管咽口
腭
咽鼓管圆枕
口腔
腭扁桃体
舌
会厌
喉咽部
喉
气管
食管

头颈部正中矢状切

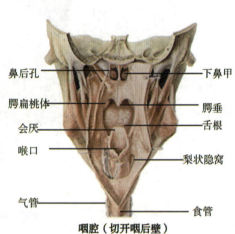

鼻后孔
下鼻甲
腭扁桃体
腭垂
舌根
会厌
喉口
梨状隐窝
气管
食管

咽腔（切开咽后壁）

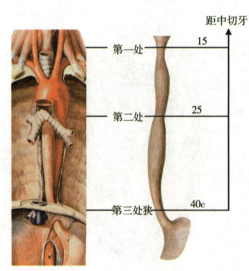

距中切牙
第一处
15
第二处
25
第三处狭
40c

食管的位置及三个狭窄

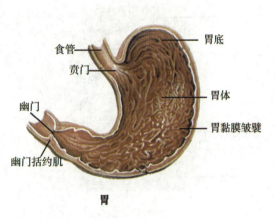

食管
胃底
贲门
胃体
幽门
胃黏膜皱襞
幽门括约肌

胃

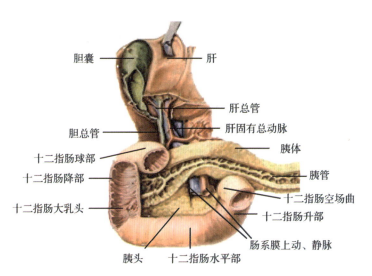

十二指肠、胰和胆道

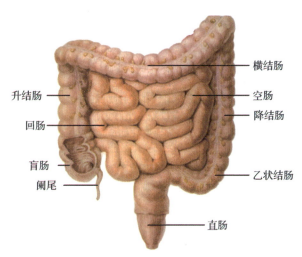

空场、回肠与大肠

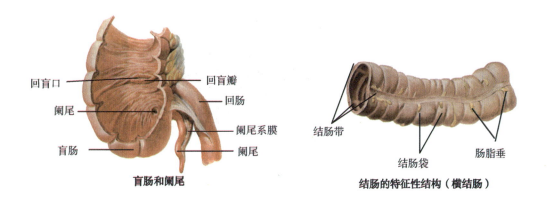

盲肠和阑尾

结肠的特征性结构（横结肠）

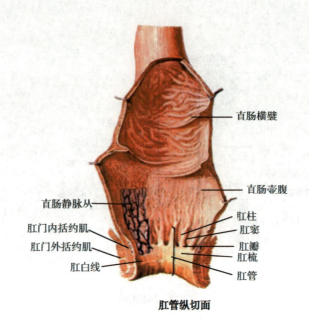

直肠横襞

直肠壶腹

直肠静脉丛

肛门内括约肌

肛门外括约肌

肛白线

肛柱
肛窦
肛瓣
肛梳
肛管

肛管纵切面

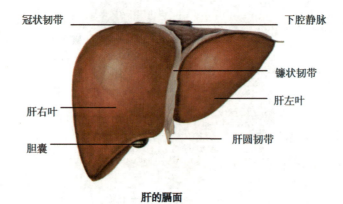

冠状韧带

下腔静脉

镰状韧带

肝左叶

肝右叶

胆囊

肝圆韧带

肝的膈面

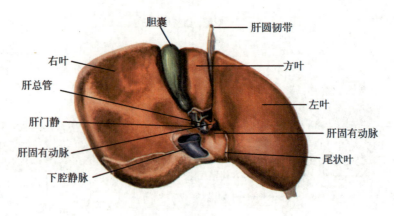

胆囊

肝圆韧带

右叶

方叶

肝总管

左叶

肝门静

肝固有动脉

肝固有动脉

尾状叶

下腔静脉

肝的脏面

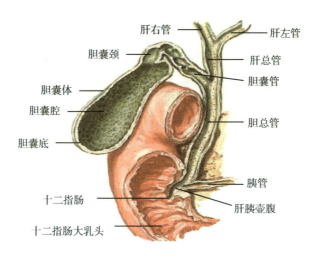

肝外胆道系统

肝右管　　肝左管
胆囊颈　　肝总管
胆囊体　　胆囊管
胆囊腔
胆囊底　　胆总管
胰管
十二指肠　　肝胰壶腹
十二指肠大乳头

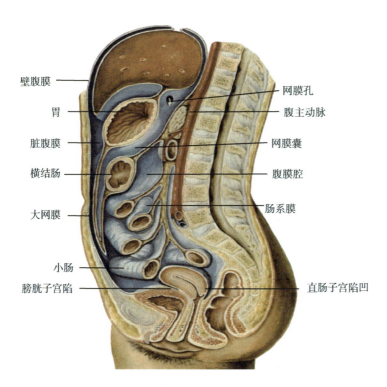

壁腹膜　　网膜孔
胃　　腹主动脉
脏腹膜　　网膜囊
横结肠　　腹膜腔
大网膜　　肠系膜
小肠
膀胱子宫陷　　直肠子宫陷凹

腹膜腔矢状切面模式图（女性）

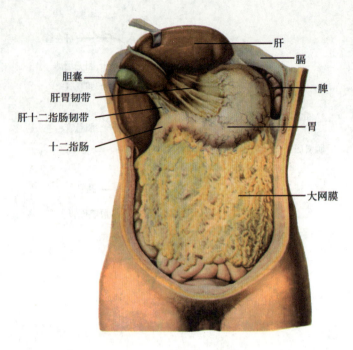

图 5-39　网膜

肝
膈
脾
胃
大网膜
胆囊
肝胃韧带
肝十二指肠韧带
十二指肠

（杨小娟）

呼吸系统

【实验目的】

通过对标本、模型的观察

1. 掌握呼吸系统的组成和功能；鼻旁窦的名称、位置及各窦的开口；喉的位置、软骨支架及活体标志；气管的位置、构造，左、右主支气管形态学上的区别及临床意义；肺的位置、形态和分叶。

2. 熟悉喉腔的形态结构；胸膜腔的概念；壁胸膜的分布和肋膈隐窝的位置；胸膜和肺的体表投影。

3. 了解喉的软骨及连结，肺段的概念。

【实验材料】

1. 人体头颈部正中矢状切标本及模型
2. 喉软骨与喉腔标本和模型
3. 气管和支气管标本和模型
4. 人体半身模型
5. 左、右肺和肺段标本及模型
6. 纵隔标本及模型

【注意事项】

1. 呼吸系统器官的位置比较隐秘，必须细心观察。
2. 呼吸系统器官都比较小，观察时必须小心以免损坏标本。

【实验内容】

呼吸系统的主要功能是进行机体与外环境间的气体交换。由呼吸道和肺组成。呼吸道包括上呼吸道（鼻、咽、喉）和下呼吸道（气管、主支气管及肺内各级支气管），以骨或软骨作为支架，保持管腔的开放，保证气流的通畅，呼吸道的粘膜上皮具有纤毛，可帮助尘埃和异物的排出。肺是进行气体交换的气管。

1. 呼吸道

（1）**鼻**　鼻分为外鼻、鼻腔和鼻旁窦三部分。

①**外鼻**　由骨和软骨作为支架。鼻根、鼻背、鼻尖、鼻翼、鼻孔。

②**鼻腔** 被鼻中隔分为左、右两半，向前经鼻孔通外界；向后以鼻后孔通鼻咽部。每侧鼻腔以鼻阈为界，分鼻腔前庭和固有鼻腔（注意外侧壁上的上、中、下鼻甲、鼻道及鼻旁窦和鼻泪管的开口）。固有鼻腔分呼吸部和嗅部粘膜各有特点。

③**鼻旁窦** 有额窦、上颌窦、蝶窦、筛窦。各窦的位置及开口，上颌窦的解剖学特点。

（2）**咽**（见消化系统）

（3）**喉**

①**喉的位置** 位于颈前部，咽腔喉部前方，向上借喉口通咽的喉部，向下与气管相通。喉上方借韧带和肌连于舌骨，下方借肌连于胸骨；成年人喉的上界正对第 4、5 颈椎之间，下界平对第 6 颈椎体的下缘，女性略高于男性，小儿比成人高。

②**喉的软骨及连结** 观察喉软骨标本或模型。

甲状软骨 在环状软骨上方，由左右两个四边形软骨板构成，喉结（男性明显），前角，甲状软骨上、下角。**环状软骨** 在喉的最下部，前部低，称弓，后部高叫板。是呼吸道中唯一完整的软骨环。**杓状软骨** 在环状软骨上方，略成三角椎体形，尖向上、底朝下，与环状软骨板上缘构成关节。底有两个突起（外侧为肌突，前方为声带突，是喉肌和声带的附着处）。**会厌软骨** 在舌根后方，喉口的前方，形似树叶，上宽下窄。可随吞咽动作关闭喉口。

环杓关节 由杓状软骨底与环状软骨板上缘构成，使两侧声带靠近或分开。**环甲关节** 由甲状软骨下角与环状软骨板外侧面构成。作前倾（使声带紧张）和复位运动。

弹性圆锥 位于甲状软骨前角后面、环状软骨上缘和杓状软骨声突之间的弹性纤维膜，上窄下宽，上缘游离，叫**声韧带**，是构成声壁的基础。弹性圆锥的前部形成**环甲正中韧带**。当急性喉阻塞来不及进行气管切开术时，可切开环甲正韧带或穿刺，建立通道抢救生命。**甲状舌骨膜** 位于甲状软骨上缘与舌骨之间。

③**喉腔** 喉软骨、韧带、纤维膜、喉肌及粘膜等构成喉壁。由喉壁围城的管型腔称为喉腔。上方借喉口开口于咽腔喉部，向下直通气管。

喉口 由会厌上缘、杓状会厌壁及杓间切迹围成。朝向后上方，呼吸时开放，吞咽时由会厌封闭。

两对皱襞 在喉腔中部侧壁有矢状位的粘膜皱襞，上方一对为**前庭壁**，下方一对为**声壁**。

两个裂 **前庭裂**位于左右前庭壁之间；**声门裂**位于左右声壁之间，是喉腔中最窄的部分。

喉腔被前庭裂、声门裂分为三个部分：

喉前庭 前庭裂以上部分

喉中间腔 前庭裂与声门裂之间之间的部分。两侧突出的部分为喉室。

声门下腔 声门裂以下的部分，该部粘膜下组织疏松，炎症时易引起水肿，可导致呼吸困难。

（4）**气管与支气管**

①**气管** 位于食管的前方，上端起自环状软骨下缘，下端平胸骨角高度分为左、右主

支气管，分叉处称为气管杈（气管杈内面隆起，称**气管隆嵴**，是气管镜检查的重要标志）。气管由气管软骨、平滑肌纤维和结缔组织构成。气管软骨呈"C"形，缺口向后，被膜壁封闭；软骨使气管永远保持呈开放状态。

②**左、右主支气管**　形态学上的区别及其临床意义：

区别：左主支气管细、长而较水平；

右主支气管粗、短而较垂直。

临床意义：支气管异物坠入右主支气管的机会多，且在施行支气管镜检查或支气管插管时，右主支气管较易置入。

2. **肺**　取整体标本配合离体标本观察。

①位置　位于胸腔内、纵隔两侧，左右各一。

②形态　肺呈圆锥形，分为：

肺尖　突向颈根部，高出锁骨内侧约 2 至 3cm。

肺底　与膈相邻，故称膈面。

肋面　广宽，对向肋和肋间隙。

内侧面　又称纵隔面，对向纵隔，中间有一凹陷，叫**肺门**，是主支气管、肺动、静脉、支气管动、静脉、淋巴管及神经出入处，这些出入肺门的结构总称为**肺根**。注意动、静脉和主支气管在左、右肺根内排列不同。

三缘　**前缘锐利**（左肺前缘有心切迹、左肺小舌），**后缘钝圆**，**下缘**也较锐利。

③分叶　左肺借斜裂分为上、下两叶，右肺被斜裂、水平裂分为上、中、下三叶。

3. **胸膜**　在打开胸前壁的整体标本上观察。

胸腔　由胸廓和膈围成。

胸膜　覆盖在肺表面、胸廓内面及膈上面的浆膜。覆在肺表面的叫**脏胸膜**；覆盖在胸廓内面、膈上面及纵隔外侧面的叫**壁胸膜**，可分为**胸膜顶、肋胸膜、膈胸膜和纵隔胸膜** 4 个部分。

胸膜腔　脏胸膜和壁胸膜在肺根处互相延续，在两肺周围分别形成两个密封的腔，叫胸膜腔。腔内为负压，仅含少量浆液。在壁胸膜各部互相移行处形成较大的间隙，称**胸膜隐窝**（在深吸气时，肺缘也不能完全填充）。最重要的为**肋膈隐窝**，左右各一，最大，位置最低，胸膜炎有渗出时，液体首先积聚于此。

4. **纵隔**　两侧纵隔胸膜间的脏器及结缔组织总称为纵隔。通过胸骨角和第四胸椎体下缘的水平面，分为上、下两部。上部为**上纵隔**；下部为**下纵隔**，后者又以心包为界分成**前、中、后纵隔**三部。

【附图】

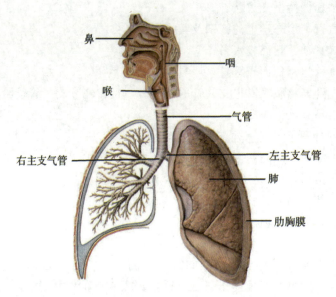

鼻

咽

喉

气管

右主支气管

左主支气管

肺

肋胸膜

呼吸系统模式　图

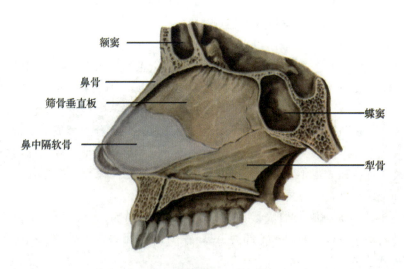

额窦

鼻骨

筛骨垂直板

鼻中隔软骨

蝶窦

犁骨

鼻中隔

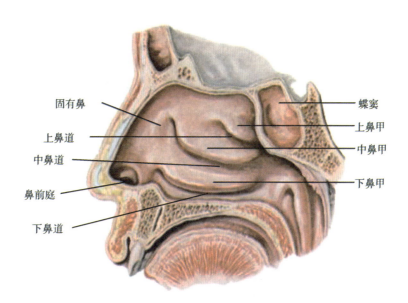

固有鼻
上鼻道
中鼻道
鼻前庭
下鼻道

蝶窦
上鼻甲
中鼻甲
下鼻甲

鼻腔外侧壁（右侧）

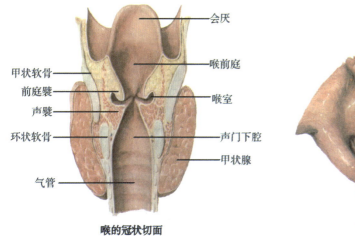

会厌
喉前庭
喉室
声门下腔
甲状腺

甲状软骨
前庭襞
声襞
环状软骨
气管

喉的冠状切面

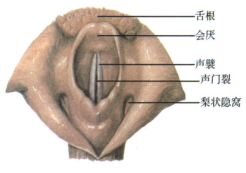

舌根
会厌
声襞
声门裂
梨状隐窝

喉腔上面观

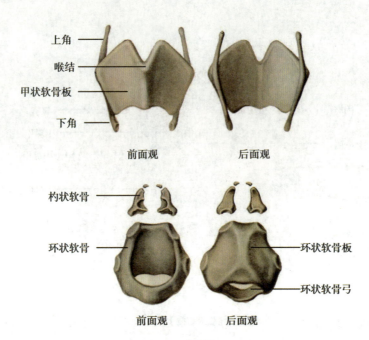

上角

喉结

甲状软骨板

下角

前面观　　　　后面观

杓状软骨

环状软骨

环状软骨板

环状软骨弓

前面观　　　　后面观

喉软骨

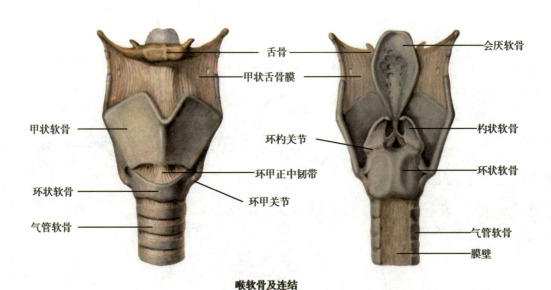

舌骨

甲状舌骨膜

会厌软骨

甲状软骨

杓状软骨

环杓关节

环状软骨

环甲正中韧带

环甲关节

环状软骨

气管软骨

气管软骨

膜壁

喉软骨及连结

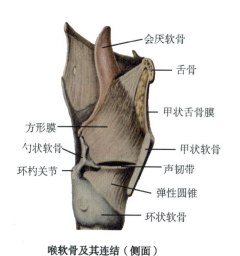

会厌软骨
舌骨
甲状舌骨膜
方形膜
勺状软骨
环杓关节
甲状软骨
声韧带
弹性圆锥
环状软骨

喉软骨及其连结（侧面）

颈静脉切迹
胸骨角
心
前纵隔
中纵隔
上纵隔
4
5
6
7
8
9
10
11
12
后纵隔

纵隔的分部

喉
气管
右主支气管
肺叶支气管
左主支气管
肺段支气管
小支气管

气管和主支气管

气管
肺尖
右主支气管
右肺上叶
水平裂
右肺中叶
斜裂
右肺下叶
肺底
左主支气管
左肺上叶
斜裂
左肺心切迹
左肺下叶
左肺小舌

气管、主支气管和肺（前面观）

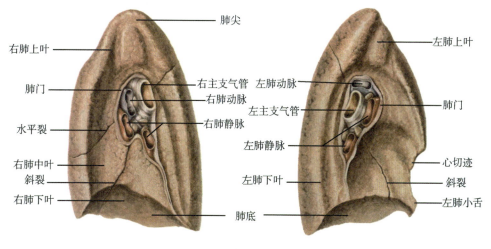

肺尖
右肺上叶
肺门
水平裂
右肺中叶
斜裂
右肺下叶
肺底
右主支气管
右肺动脉
右肺静脉
左肺动脉
左主支气管
左肺静脉
左肺上叶
肺门
心切迹
斜裂
左肺小舌
左肺下叶

肺的内侧面

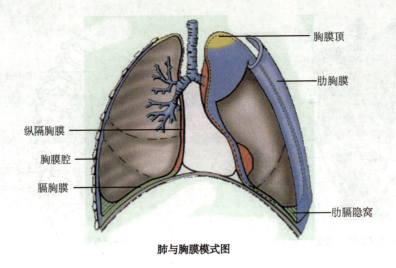

肺与胸膜模式图

胸膜顶

肋胸膜

纵隔胸膜

胸膜腔

膈胸膜

肋膈隐窝

（储建函）

泌尿系统

【实验目的】

1. 掌握泌尿系统的组成及功能；
2. 肾的形态、位置；输尿管的行程、狭窄及临床意义；
3. 膀胱的形态、膀胱三角的位置、组成；
4. 女性、男性尿道的特点及开口部位。

【实验材料】

1. 腹后壁示肾的被摸及肾蒂的标本。
2. 男、女性盆腔正中矢状面切面标本及模型。
3. 肾的冠状切面标本与模型。
4. 男、女性盆腔标本
5. 膀胱的标本、模型。

【注意事项】

1. 观察泌尿系统标本时，应将标本按解剖学姿势放好。
2. 观察生殖系统标本时，要严肃认真。

【实验内容】

泌尿系统由**肾、输尿管、膀胱**及**尿道**组成。肾是产生尿液的器官，尿液经输尿管输送到膀胱暂时储存，当尿液达到一定量后，再经尿道排出体外。

1. **肾**　在观察中将离体肾结合腹后壁原位肾、冠状切面肾的标本进行观察。

(1) **肾的形态**　在游离肾的标本上观察。肾是成对的实质性的器官，形似蚕豆，分上、下两端，前、后两面和内、外两缘，内侧缘中部凹陷，称为**肾门**，出入肾门的各个结构被结缔组织包裹称为**肾蒂**。由肾门深入肾实质之间的腔隙称为**肾窦**。

(2) **肾的位置**　在整体标本上观察。肾位于腹膜后方，脊柱腰段两侧，是腹膜外位器官。一般左肾上端平对第 11 胸椎体下缘，下端平对第 2 腰椎体下缘；右肾由于受到肝脏的影像，比左肾低半个椎体，即右肾上端平对第 12 胸椎体上缘，下端平对第 3 腰椎体下缘；肾门约平对第 1 腰椎体平面。

(3) **肾的被膜**　在整体标本上观察。肾表面有三层被膜，由内向外依次为**纤维囊**、**脂**

肪囊、肾筋膜。

①纤维囊：为为致密结缔组织，紧贴于肾的表面 易于剥离。

②脂肪囊：为包在纤维囊外面的囊状脂肪层，在肾下端尤为丰富。

③肾筋膜：包被于脂肪囊的外周，分前后两层。

（4）肾的内部结构　在肾的冠状切面标本和模型上观察 。肾的实质可分为表层的**肾皮质**和深层的**肾髓质**。肾皮质伸入到肾椎体的部分称为肾柱。肾髓质由 12～20 个圆锥形的**肾锥体**的构成，2～3 个肾椎体尖端合并成**肾乳头**，肾窦内有 7～8 个肾小盏，包绕肾乳头。相邻 2～3 个肾小盏合并成一个肾大盏，再由 2～3 个肾大盏合并成一个漏斗形的肾盂。肾盂出肾门后逐渐变细，移行为输尿管。

2. **输尿管**　是位于腹膜后方，一对细长的肌性管道，起自肾盂下端，终于膀胱，长 25～30cm。输尿管根据行程分为**腹段、盆段、壁内段**，其全程有 3 个生理狭窄，第 1 狭窄在起始部，第 2 狭窄在输尿管越过小骨盆入口跨越髂血管处，第 3 狭窄在膀胱壁内。

3. **膀胱**

（1）**形态**　在膀胱游离标本观察。空虚的膀胱外形呈三棱锥体形，可分为**尖、底、体、颈**四部分。膀胱充盈时呈卵圆形。在剖开的游离膀胱内观察，膀胱内面靠底部有光滑的三角形区域，称为**膀胱三角**，此三角位于 2 个输尿管口和尿道内口三者之间的连线内。

（2）**位置**　在男、女盆腔正中矢状面标本观察。成人膀胱位于小骨盆的前部。前方贴近耻骨联合；后方在男性为精囊、输精管壶腹和直肠，在女性为子宫和阴道；膀胱的下方，在男性邻接前列腺，在女性邻接尿生殖膈。

4. **尿道**

在女性骨盆正中矢状切面标本上观察。女性尿道较男性尿道短、宽、直，长约 5cm，仅有排尿功能，上端起自尿道内口，下端开口于阴道前庭的尿道外口。

在男性骨盆正中矢状切面标本上观察。男性尿道兼有排尿和排精的功能，起自膀胱的尿道内口，终于尿道外口，成年男性的尿道长 16～22cm。全长分为三部：即**前列腺部、膜部、海绵体部**。临床上称前列腺部和膜部为**后尿道**，海绵体部为**前尿道**。男性尿道在行径途中粗细不一，有三处狭窄、三处扩大和两个弯曲。3 个狭窄分别是尿道内口、膜部和尿道外口。3 处扩大分别位于前列腺部、尿道球部和尿道舟状窝。2 个弯曲分别是凸向下后方的**耻骨下弯**和凸向上前方的**耻骨前弯**。

【附 图】

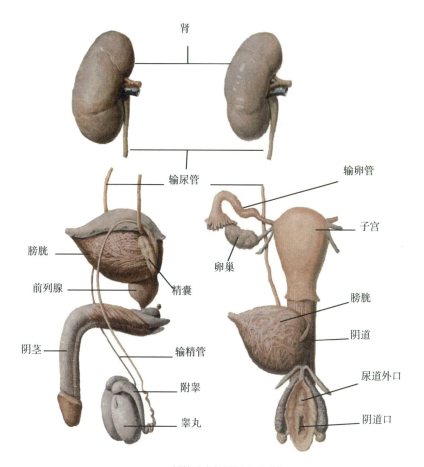

肾

输尿管

输卵管

膀胱

前列腺

精囊

卵巢

子宫

阴茎

输精管

膀胱

阴道

附睾

睾丸

尿道外口

阴道口

男性及女性泌尿生殖系统

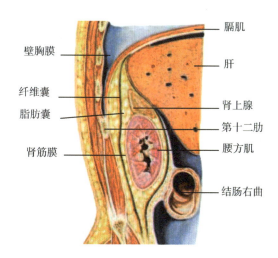

壁胸膜

纤维囊

脂肪囊

肾筋膜

膈肌

肝

肾上腺

第十二肋

腰方肌

结肠右曲

肾的被膜（矢状面）

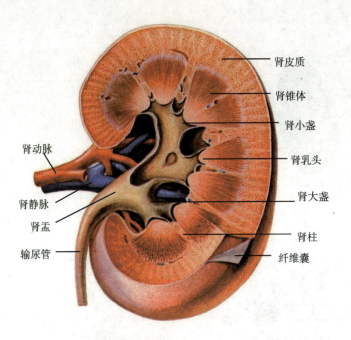

肾皮质
肾锥体
肾小盏
肾乳头
肾大盏
肾柱
纤维囊

肾动脉
肾静脉
肾盂
输尿管

右肾冠状切面（后面）

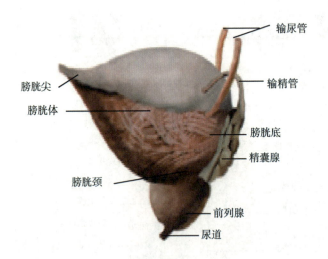

输尿管
输精管
膀胱底
精囊腺

膀胱尖
膀胱体
膀胱颈
前列腺
尿道

膀胱的形态

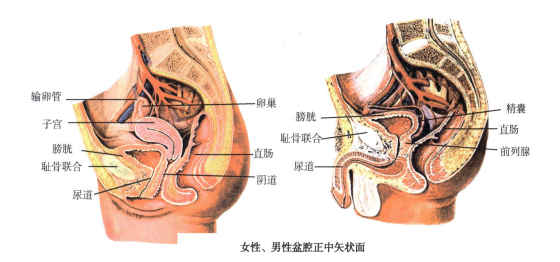

输卵管　　　　　　　　　　　　卵巢
子宫　　　　　　　　　　膀胱　　　　　　精囊
膀胱　　　　　　　　　　耻骨联合　　　　直肠
耻骨联合　　　　直肠　　尿道　　　　　　前列腺
尿道　　　　　　阴道

女性、男性盆腔正中矢状面

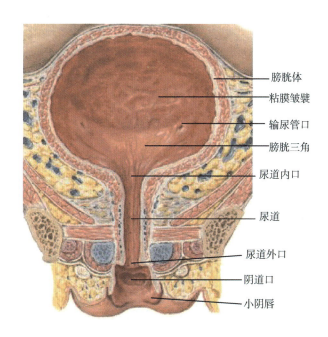

膀胱体
粘膜皱襞
输尿管口
膀胱三角
尿道内口

尿道

尿道外口
阴道口
小阴唇

女性膀胱与尿道冠状切面

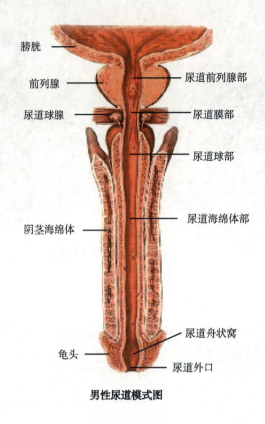

膀胱

前列腺

尿道球腺

尿道前列腺部

尿道膜部

尿道球部

尿道海绵体部

阴茎海绵体

尿道舟状窝

龟头

尿道外口

男性尿道模式图

（杨小娟）

生殖系统实验

【实验目的】

1. 掌握掌握睾丸、附睾的位置；输精管的行程、分部及男性结扎的常选部位；男性尿道的分部特点及特征。

2. 熟悉阴茎的分部和形态结构；射精管的组成；前列腺的形态、位置；

3. 掌握卵巢的位置、形态及支持韧带；输卵管的形态、位置和分部；子宫的位置和形态结构；尿道外口和阴道口的位置；女性乳房的结构。

4. 熟悉阴道的位置和阴道穹隆；会阴的位置和分部；坐骨肛门窝的位置。

【实验器材】

1. 男、女性盆腔正中矢状切面标本和模型

2. 男性盆腔标本（展示输精管、精囊、前列腺）

3. 游离男性泌尿生殖器标本及男性泌尿生殖器模型

4. 女性生殖器游离标本（未切开的冠状切面卵巢、子宫和阴道标本）；女性盆腔标本（腹膜完整无损），兼展示外生殖器；女性盆腔正中矢状切面及模型（展示盆腔血管）。

5. 女性盆腔器官标本和模型；会阴的模型和标本；乳房标本及模型；女性外生殖器标本。

6. 盆底肌及会阴的标本和模型。

【注意事项】

观察生殖系统标本时，要端正学习态度，做到严肃认真。

【实验内容】

标本和模型观察

一、男性生殖系统

分为内生殖器和外生殖器两部分。内生殖器由生殖腺（睾丸）、输送管道（附睾、输精管、射精管、尿道）和附属腺体（前列腺、精囊腺、尿道球腺）组成。外生殖器包括阴茎和阴囊。

1. **男性内生殖器**

（1）**睾丸** ①**睾丸的位置和形态** 睾丸位于阴囊内，左右各一，呈略扁的椭圆形。分上下两端、前后两缘和内外两侧面。②**构造** 在剖开的游离睾丸睾丸观察，睾丸的表面包有一层厚而坚韧的纤维膜，称白膜。白膜在睾丸后缘增厚并突入睾丸内形成**睾丸纵隔**。从睾丸纵膈发出许多放射状的**睾丸小隔**，将睾丸实质分成许多**睾丸小叶**，每个小叶内含有盘曲的**精曲小管**。

（2）**附睾** 呈新月形，紧贴睾丸的后缘和上端。上端膨大为附睾头，中部为附睾体，下端较为细小为附睾尾。附睾尾向后上弯曲为，移行为输精管。

（3）**输精管** 是附睾管的直接延续，为一细长的管道，长约 50cm，其行程颇分为四个部分。①**睾丸部**：起至附睾尾，沿睾丸的后缘上行至睾丸的上端移行为精索部。②**精索部**：为睾丸的上端至腹股沟管皮下环之间的一段，此段的位置表浅，皮下容易触及，是临床上输精管结扎的常选部位。③**腹股沟管部**：是输精管位于腹股沟管内的一段。④**盆部**：自腹股沟深环向内下入骨盆腔，经输尿管末端前上方至膀胱的后面，两侧输精管膨大形成输精管壶腹。其末端与精囊的排泄管汇合形成射精管。

精索：为一对柔软的圆索状结构，自腹股沟管深环经腹股沟管延续至睾丸上端。精索由输精管、睾丸动脉、曼状静脉丛、输精管动静脉、神经、淋巴管、和鞘韧带外包被摸而构成。

（4）**射精管**：由输精管壶腹下端与精囊排泄管汇合而成，开口于尿道前列腺部。

（5）**精囊** 位于膀胱底的后方，输精管壶腹的下外侧，是一对长椭圆形囊状器官。其排泄管与输精管末端汇合成射精管。

（6）**前列腺**：位于膀胱颈与尿生殖隔之间，呈栗子状，上端宽大称为前列腺底，下端尖细称前列腺尖，底与尖之间的部分称前列腺体，体的后面平坦，中间有一纵行浅沟，称前列腺沟。前列腺增生或肥大时次沟变浅或消失。

（7）**尿道球腺** 为一对豌豆大的球形腺体，位于会阴深横肌内，开口于尿道球部。

2. 男性外生殖器

（1）**阴囊**：为一皮肤囊袋，位于阴茎的后下方，阴囊皮肤表面沿正中有纵行的阴囊缝，其对应的肉膜向深部发出阴囊中隔，将阴囊分为左右两部，各容纳一侧睾丸、附睾及精索等。

（2）**阴茎** 可分为头、体、根三个部分，后端为阴茎根，固定在耻骨下支和坐骨支，其中间部分为阴茎体，前端膨大为阴茎头，头的尖端有呈矢状位的尿道外口。

从阴茎横断面进行观察，阴茎有一条尿道海绵体和两条阴茎海绵体构成，外包筋膜和皮肤，阴茎头处有反折而形成的双层环形皱襞，称阴茎包皮，阴茎包皮与阴茎头的腹侧中线处连有一条纵行的皮肤皱襞，称**包皮系带**。

3. 男性尿道：在男性骨盆矢状切面标本观察。男性尿道兼有排尿和排精的功能，起于膀胱的尿道内口，终于尿道外口，在我国成年男性尿道长 16—22cm。全程分三部分，即**前列腺部、膜部和海绵体部**。临床上称前列腺部和膜部为后尿道，海绵体部位前尿道。男性尿道在行程中内径大小不一，有**三处狭窄，三个扩大**和两个弯曲。三个狭窄分别位于尿道内口、膜部和尿道外口处，三个扩大分别位于尿道前列腺部、尿道膜部和尿道舟状窝。两个弯曲是凸向上前方的耻骨前弯和凸向下后方的耻骨下弯。

二、女性生殖系统

分为内生殖器和外生殖器两部分。内生殖器由生殖腺（卵巢）、输送管道（输卵管、子宫、阴道）和附属腺体（前庭大腺）组成。外生殖器即女阴。

1. 女性内生殖器

（1）**卵巢**：在女性盆腔标本与游离女性生殖器标本观察。卵巢左右各一个，为椭圆形实质性器官，位于髂内、外动脉起始部之间的夹角处，可分为内外两面，上下两端，前后两缘。上端为输卵管端，借卵巢悬韧带与骨盆相连，下端为子宫端，借卵巢固有韧带连与子宫角。

（2）**输卵管**：输卵管为肌性管道，长 10－12cm，走行于子宫阔韧带上缘内。其内上端连于子宫角，外侧游离。输卵管分为四部：即输卵管子宫部，输卵管峡部，输卵管壶腹部和输卵管漏斗部。①**输卵管子宫部**：该部于子宫外侧角穿入子宫壁内，以输卵管子宫口开口于子宫腔。②**输卵管峡部**：该段短而狭窄，临床上女性结扎术多在此段进行。③**输卵管壶腹部**：此段官腔膨大而成壶腹状，约占输卵管全长的三分之二，卵子通常在此受精，也是临床上宫外孕的好发部位。④**输卵管漏斗**：为输卵管的外侧端，扩大成漏斗状，漏斗边缘有许多不规则的突起，称为输卵管伞，漏斗底部向腹部腹膜腔开口，称输卵管腹腔口。

（3）**子宫**

①**子宫形态**　呈前后略扁的鸭梨状。分前后两面，左右两缘，前面朝向膀胱，后面毗邻直肠。子宫至上而下可分为**宫底、宫体、宫颈**三部分，两侧输卵管口的上方的子宫顶部为子宫底，子宫下端狭窄的部位为子宫颈，其下端三分之一突入阴道内称为子宫颈阴道部，子宫颈其余部分位于阴道上方，称子宫阴道上部。子宫颈与子宫底之间的部分，称子宫体。子宫体与子宫颈阴道上部连接的部位，梢窄梢细称为**子宫峡**（在非妊娠期，此部分不明显），妊娠末期此部延展较长，形成子宫下段，临床产科常在此处进行剖宫取胎。

②**子宫内腔**　狭窄，可分为子宫腔和子宫颈管两部分（女性内生殖器冠状切面标本上观察）。**子宫腔**在子宫体内，系前后略扁平的三角形腔隙，底向上，尖向下，两端各有输卵管开口。**子宫颈管**在子宫峡内，上下两端狭窄，中间较宽，呈梭形，上口通子宫腔，下口通阴道，称子宫口。

③**子宫的位置**　在骨盆腔矢状切面标本上观察，子宫位于骨盆中央，膀胱与直肠之间。正常未产妇子宫位置为前屈前倾位，前倾指子宫和阴道之间形成的一定角度；前屈为子宫体与子宫颈之间形成一定的角度。

④**子宫的固定装置**　主要靠盆隔承托，子宫的正常位置主要依靠下列四条韧带维持：**子宫阔韧带**为被覆在子宫前、后面的腹膜，在子宫外侧缘移行为两层腹膜皱襞，并延伸到骨盆侧壁。子宫阔韧带内包有卵巢、输卵管、卵巢固有韧带和子宫圆韧带及血管、淋巴管、神经等，其作用是防止子宫左右移位。**子宫圆韧带**起止子宫角下方，行走在子宫阔韧带内，从内侧向前下方，跨过骨盆侧壁，经腹股沟管出皮下环（浅环），止于大阴唇和阴

阜皮下，其作用是维持子宫前倾位。**子宫主韧带**从子宫颈两侧缘延至骨盆侧壁，其作用是防止子宫脱垂。**子宫骶韧带**从子宫后面的上外侧向后弯行，绕过直肠止于第二、三骶椎前面的筋膜，其作用是维持子宫前屈位。

（4）**阴道**　阴道为前后略扁的肌性管道，连接子宫与外生殖器。阴道上端围绕子宫颈下部，与子宫颈之间形成环形腔隙称**阴道穹**。阴道穹可分为前部、后部和两个侧部。阴道穹后部又可称**阴道后穹**，该部深而宽广，与直肠子宫陷凹毗邻，临床常经此穿刺。阴道下端以阴道口开口于阴道前庭。在阴道口周缘有环形粘膜皱襞，称**处女膜**，该膜损伤后不能自行修复。

2. **女性外生殖器**　在完整女性标本上观察（阴道前庭的位置，尿道口和阴道口的位置关系）。女性外生殖又称女阴。主要包括阴阜、大阴唇、小阴唇、阴道前庭和阴蒂等。

3. **会阴**　在会阴标本和模型上观察〔会阴（广义和狭义）的范围，尿生殖膈和盆膈的组成及通过的结构〕

（1）**位置和分部**。广义会阴指封闭骨盆下口的全部软组织，前界为耻骨联合下缘，后界为尾骨尖，两侧为耻骨、坐骨和骶结节韧带。由两坐骨结节之间的连线可将会阴分为前后两部，前部为**尿生殖区**（又称尿生殖三角），后部称为**肛区**（又称肛三角）。临床上，将肛门和外生殖器之间的区域称为**狭义会阴**。

（2）**层次结构**　会阴的层次结构细小，只要求建立一个概念。会阴的层次可分为浅层和深层。会阴的浅层结构生殖区和肛区基本相同，均由皮肤、浅筋膜和浅肌层组成。会阴深层的主要结构为尿生殖膈和盆膈，两隔共同封闭整个骨盆下口。尿生殖膈位于尿生殖区最深部，由尿生殖膈上、下筋膜及两层筋膜间的横纹肌构成。男性有尿道膜部通过，女性有尿道和阴道通过。盆膈位于肛区深部，由盆上、下筋膜及两层筋膜间的肛提肌构成，其中有肛管通过。

（3）**坐骨肛门窝**　又称**坐骨直肠窝**。主要观察标本和模型。坐骨肛门窝为成对的楔形腔隙，位于肛管与坐骨之间，盆膈下方在额状面上呈三角形。坐骨肛门窝内充填大量脂肪组织，阴部内动脉、阴部内静脉和阴部神经贴于坐骨肛门窝的外侧壁。在此分别发出肛动脉、肛静脉和肛神经，分布于肛门外括约肌及其附近结构。

4. **女性乳房**

乳房并不属于生殖系统，但是功能上与生殖器官关系密切，因此习惯在学习女性生殖系统是一起学习和观察。乳房左右各一，位于胸前部，呈半球形，乳房的中央有乳头，其表面有输乳管的开口，乳头周围颜色较深的环形区域称**乳晕**。

乳房内部有乳腺（乳房也解剖的标本上观察），乳腺组织形成 15－20 个**乳腺叶**，每个乳腺叶又分为若干乳腺小叶，每个乳腺叶发出一个排泄管称为输乳管，都向乳房集中，并**呈放射状排列**，其末端则变细开口于乳头上的**输乳孔**。在乳房深部自胸筋膜发出许多结缔组织束穿过乳腺小叶连于皮肤，称**乳房悬韧带**，对乳腺有支持作用。**乳腺癌患者乳房出现橘皮样改变**。

【附图】

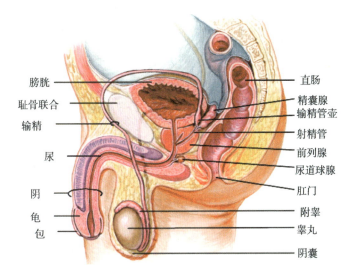

膀胱
耻骨联合
输精
尿
阴
龟
包

直肠
精囊腺
输精管壶
射精管
前列腺
尿道球腺
肛门
附睾
睾丸
阴囊

男性生殖系统概观

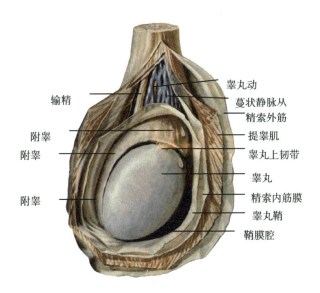

输精
附睾
附睾
附睾

睾丸动
蔓状静脉从
精索外筋
提睾肌
睾丸上韧带
睾丸
精索内筋膜
睾丸鞘
鞘膜腔

右睾丸、附睾及被摸

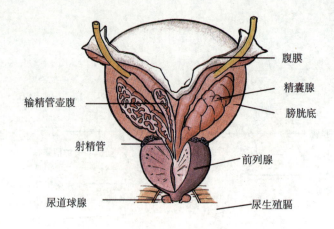

图 8-9　男性附属腺体

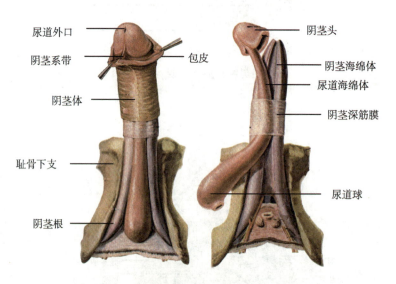

阴茎（腹侧面）

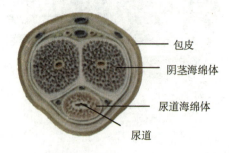

阴茎（横断面）

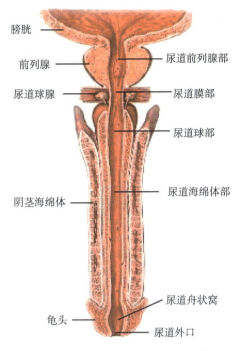

膀胱
前列腺
尿道球腺
阴茎海绵体
龟头

尿道前列腺部
尿道膜部
尿道球部
尿道海绵体部
尿道舟状窝
尿道外口

男性尿道模式图

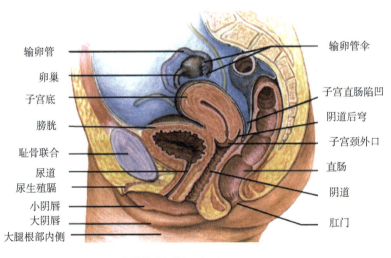

输卵管
卵巢
子宫底
膀胱
耻骨联合
尿道
尿生殖膈
小阴唇
大阴唇
大腿根部内侧

输卵管伞
子宫直肠陷凹
阴道后穹
子宫颈外口
直肠
阴道
肛门

女性盆腔矢状切面

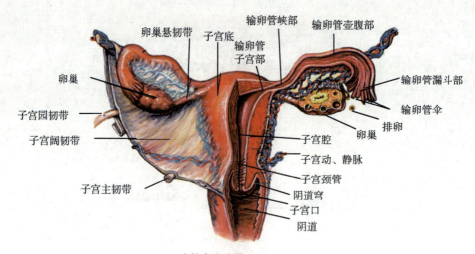

女性内生殖器

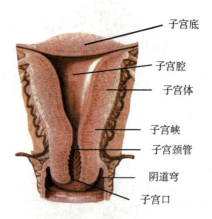

子宫冠状切面

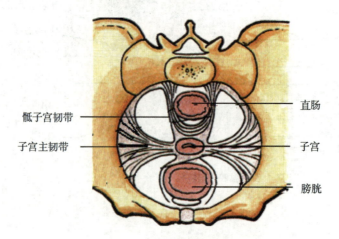

图 8-21　子宫的固定装置模式图

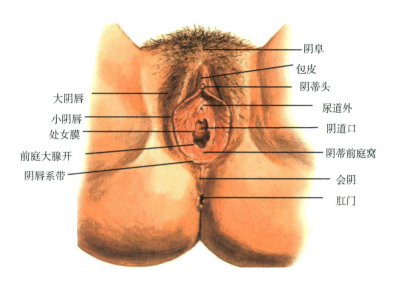

阴阜
包皮
阴蒂头
尿道外
阴道口
阴蒂前庭窝
会阴
肛门

大阴唇
小阴唇
处女膜
前庭大腺开
阴唇系带

女外阴

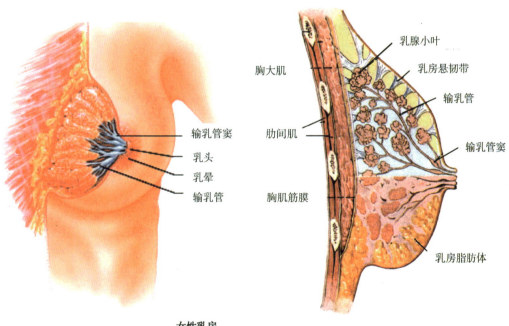

输乳管窦
乳头
乳晕
输乳管

乳腺小叶
乳房悬韧带
输乳管
输乳管窦

胸大肌
肋间肌
胸肌筋膜

乳房脂肪体

女性乳房

（张万）

心

【实验目的】

1. 掌握心的位置、体表投影、外形及主要毗邻；心各腔的形态机构。
2. 熟悉心的构造，心壁，心的血管，心的传导系统。

【实验材料】

1. 离体心脏（包括完整外形、切开的心）；胸腔层次解剖标本；心传导系统标本（用牛心示教）或模型。
2. 心的血管标本及模型。

【注意事项】

1. 注意将标本置置于解剖位置上进行观察学习。
2. 心的形态结构比较复杂，必须结合挂图、教材图片，密切联系功能学习，便于学习和掌握。

【实验内容】

1. **心的位置与外形** 在胸腔层次解剖标本上观察，心位于纵隔内，位于两肺之间。翻开心包前壁即见心呈圆锥形，约 2/3 在人体正中矢状面的左侧，1/3 在在人体正中矢状面的右侧。注意心的长轴与正中矢状面的关系。

将游离完整心置于解剖位置，结合心的模型观察。心似倒置的圆锥体，有一尖，一底，两面，三缘，四沟。**心尖**朝向左前下方，由左心室构成；**心底**朝向右后上方，由左心房和右心房构成；心的前面即为**胸肋面**，朝向前上方，大部分由右心房和右心室构成，小部分由左心耳和左心室构成，该面大部分隔心包被胸膜和肺遮盖，小部分隔心包与胸骨体下部和左侧第 4～5 肋软骨相邻，与膈相毗邻的即为**膈面**（下面），接近水平位，由左心室和右心室构成；心的**左缘**钝圆，大部分由左心室构成，小部分为左心耳，**右缘**不明显，有右心房构成，**下缘**（锐缘）接近水平位，由右心室和心尖构成；分别为前、后室间沟，为左、右心室的表面分界线，在接近心底处有冠状位的一条环形沟称为**冠状沟**，为心房和心室的表面分界线；心的胸肋面和膈面各有一条沟，分别称为**前室间沟**和**后室间沟**，为左、右心室分界的标志；在心底面左右心房之间有一条纵行走向的沟称为**房间沟**，为左右心房的表面分界线。

2. **心的腔内结构**　心有 4 个腔，即右心房，左心房，右心室和左心室。左右心房之间有房间隔，左右心室之间有室间隔。将切开的游离心脏或模型置放于解剖位置上观察心脏各腔的内部结构。

（1）**右心房**　观察右心房的位置和范围，其向左前方突出的部分称右心耳。翻开心房壁可见壁薄，内面大部分光滑，仅右心房前部的内面可见平行排列的梳状肌，在右心房上下各有一个静脉口，为上腔静脉口和下腔静脉口，在下腔静脉口与右房室口之间可见**冠状窦口**，在房间隔右侧面中下部有一卵圆形的凹陷称之**卵圆窝**，为房间隔缺损好发部位。

（2）**右心室**　掀开右心室前壁，可见室腔呈倒置的圆锥形，有一个入口和一个出口，入口即右房室口，口上可见纤维环，环上连着 3 个三角形的瓣膜为**右房室瓣**，又称**三尖瓣**，室腔内的肌性隆起称乳头肌，乳头肌与右房室瓣之间由腱索相连。在室腔内上部，右房室口与肺动脉口之间，可见一弓形的肌性隆起，称**室上嵴**。右心室向左上方延伸成倒置的漏斗形称**动脉圆锥**，出口称**肺动脉口**，口上可见 3 片半月形的瓣膜称**肺动脉瓣**。注意观察三尖瓣和肺动脉瓣的开口方向。

（3）**左心房**　翻转心脏，在心底出找到左心房，其向右前方突出的部分称**左心耳**。左心房有四个入口和一个出口，在左心房后壁上左右上下各有两个口称**肺静脉口**，打开房壁可见一出口称**左房室口**，通向左心室。

（4）**左心室**　分开左心室前壁，可见左心室内腔呈倒置的圆锥形，其底部有出入口两个，入口在左后方称**左房室口**，口上也有纤维环，环上有 2 片三角形的瓣膜，称**二尖瓣**，借腱索连于乳头肌上，出口称主动脉口，通向主动脉，在主动脉瓣口上可见 3 片半月形的瓣膜，称**主动脉瓣**。注意观察二尖瓣及主动脉瓣的开口方向，左、右冠状动脉起始于主动脉窦左、右窦壁上。

3. **心壁的构造**　观看切开的心脏，心壁由内向外依次为心内膜、心肌层和心外膜。

（1）**心内膜**　衬贴于心房和心室的内面，薄而光滑。

（2）**心肌层**　由心肌组成，心室肌发达，心房肌不发达，左、右心室壁肌层厚薄不一，结合功能予以考虑。

（3）**心外膜**　被覆于心脏表面，为浆膜心包的脏层。

4. **心的传导系统**（牛心或模型示教）　心的传导系统由特殊分化的心肌细胞构成，包括窦房结，房室结，房室束，左右脚及其分支等。

（1）**窦房结**　唯一上腔静脉与右心耳之间的心外膜深面，呈长梭形或半月形。

（2）**房室结**　位于冠状窦口与右房室口的心内膜深面，相当于冠状窦口的前上方。

（3）**房室束**　由房室束发出，入室间隔分为左右支。右束支较细，在右心室心内膜深面下降，左束支沿室间隔左侧心内膜深面下行。左右支往下越分越细，最终形成浦肯野氏纤维网，与一般的心室肌纤维相连。

5. **心的血管**　用游离心脏标本配合模型进行观察

（1）**动脉**　营养心脏本身的动脉为左、右冠状动脉。

① **左冠状动脉**　起于主动脉的左冠状动脉窦，主干很短，向左行于左心耳与肺动脉干之间，然后分为**前室间支和旋支**，前室间支沿前室间沟走向心尖；旋支行于左侧冠状沟

内，绕心左缘至左心室膈面。

② **右冠状动脉** 起自主动脉的右冠状动脉窦，行于右心耳与肺动脉干之间，再沿冠状沟向右行至膈面分为两支，**后室间支**和**左室后支**，后室间支沿后室间沟走行，左室后支分布于左心室膈面。

（2）**静脉** 在心的膈面观察，在左心房与左心室之间的冠状沟内可见一较粗的静脉干，称**冠状窦**，它收集了沿冠状沟与前后室间沟走行的**心小静脉**、**心中静脉**及**心大静脉**的静脉血，后经冠状窦口引流血液回右心房。

6. **心包** 在未切开和已切开心包的标本上观察 心包为包裹心脏和大血管根部的纤维浆膜囊，呈锥形。分内外两层，外层为**纤维心包**，内层为**浆膜心包**，浆膜心包又分脏层和壁层，壁层贴于纤维心包的内面，脏层贴于心脏表面，即心外膜，浆膜心包的脏层和壁层在大血管根部相互移行，两层之间形成一定的腔隙，称**心包腔**；纤维心包紧贴在浆膜心包壁层的外面，上方移行为大血管的外膜，下方愈着于膈。

7. **心的体表投影** 在整体标本上定位观察

【**附图**】

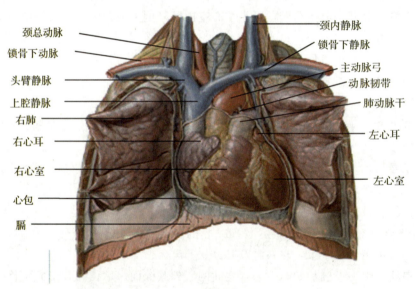

颈总动脉　锁骨下动脉　头臂静脉　上腔静脉　右肺　右心耳　右心室　心包　膈

颈内静脉　锁骨下静脉　主动脉弓　动脉韧带　肺动脉干　左心耳　左心室

心的位置和外形

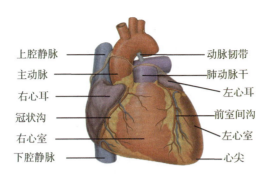

心的外形和血管（前面）

上腔静脉　　动脉韧带
主动脉　　　肺动脉干
右心耳　　　左心耳
冠状沟　　　前室间沟
右心室　　　左心室
下腔静脉　　心尖

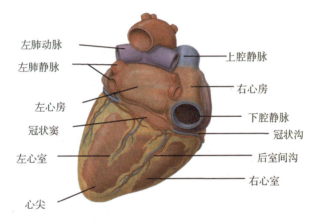

心的外形和血管（下面）

左肺动脉　　上腔静脉
左肺静脉　　右心房
左心房　　　下腔静脉
冠状窦　　　冠状沟
左心室　　　后室间沟
心尖　　　　右心室

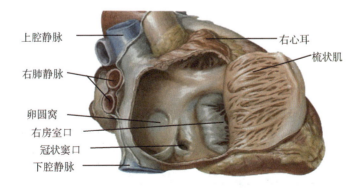

上腔静脉　　右心耳
　　　　　　梳状肌
右肺静脉
卵圆窝
右房室口
冠状窦口
下腔静脉

图 9-6　右心房

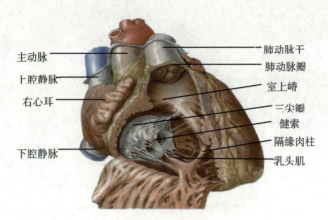

主动脉 —— 肺动脉干
上腔静脉 —— 肺动脉瓣
右心耳 —— 室上嵴
—— 二尖瓣
—— 健索
—— 隔缘肉柱
下腔静脉 —— 乳头肌

图 9-7　右心室

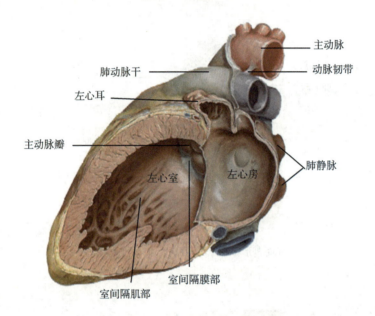

主动脉
肺动脉干 —— 动脉韧带
左心耳 ——
主动脉瓣 ——
左心室　　左心房 —— 肺静脉
室间隔膜部
室间隔肌部

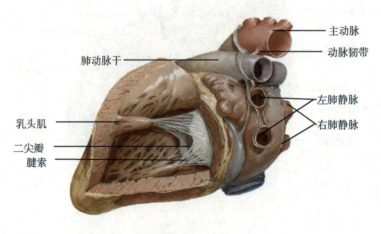

主动脉
肺动脉干 —— 动脉韧带
—— 左肺静脉
—— 右肺静脉
乳头肌 ——
二尖瓣 ——
腱索 ——

左心室

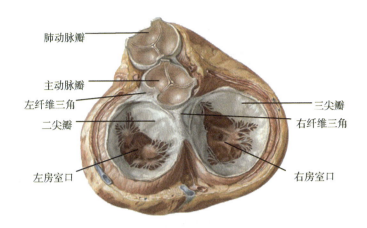

肺动脉瓣
主动脉瓣
左纤维三角
二尖瓣
左房室口
三尖瓣
右纤维三角
右房室口

心的瓣膜和纤维环

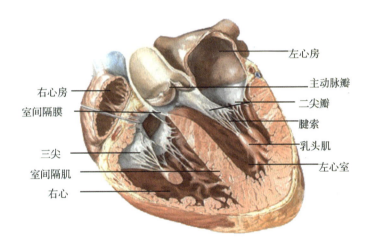

右心房
室间隔膜
三尖
室间隔肌
右心
左心房
主动脉瓣
二尖瓣
腱索
乳头肌
左心室

室间隔

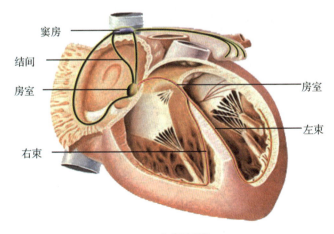

窦房
结间
房室
右束
房室
左束

心传导系统

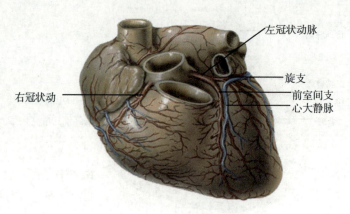

心的血管（前面）

左冠状动脉

旋支
前室间支
心大静脉

右冠状动

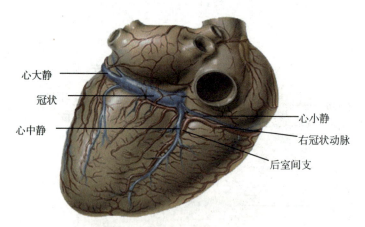

心的血管（下面）

心大静

冠状

心中静

心小静
右冠状动脉

后室间支

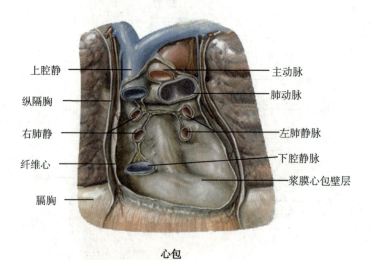

心包

上腔静

纵隔胸

右肺静

纤维心

膈胸

主动脉

肺动脉

左肺静脉

下腔静脉

浆膜心包壁层

（李建富）

体循环动脉

【实验目的】

1. 掌握主动脉的分段及其重要分支；颈总动脉、颈内动脉、颈外动脉、面动脉、颞浅动脉的起始、行程及其分布范围。

2. 掌握锁骨下动脉、腋动脉、肱动脉、尺动脉、桡动脉的起始、行程及分布情况。

3. 熟悉肺动脉干的位置、肺动脉和肺静脉的名称；甲状腺上、下动脉、上颌动脉和脑膜中动脉、椎动脉和胸廓内动脉的起始和分布范围；上肢动脉分布范围。

4. 掌握腹腔干 3 个分支、肠系膜上、下动脉及肾动脉的分布范围，髂总动脉、髂外动脉走行位置，髂内动脉的起始和分布范围。掌握股动脉、腘动脉、胫前动脉、胫后动脉、足背动脉的起始及分布范围。

5. 熟悉直肠上动脉、阴部内动脉起始和分布范围；下肢动脉的分布范围。

【实验材料】

1. 连肺动、静脉离体心和离体肺与纵隔标本。

2. 示全身动脉标本（完整尸体、上下肢离体标本及塑化标本）。

3. 头颈部及胸部血管示教标本（离体、塑化标本），掌浅弓和掌深弓游离标本（含塑化标本）。

4. 腹部及盆部血管的示教标本。

【注意事项】

1. 注意在标本上区别动脉和静脉。

2. 根据动脉起止、行程、分支及其分布范围来学习；观察时动作要轻巧，不要用力牵拉，以免扯断动脉。

3. 使用钳子时不要过于钳夹动静脉，以免损坏动静脉。

【实验内容】

1. **肺动脉** 在打开胸前壁的完整尸体标本和离体心的标本上观察，肺动脉以一短干起自右心室，称**肺动脉干**，它沿主动脉前方上升，至主动脉弓下方分为左、右肺动脉，分别经左、右肺门进入肺。肺动脉干分叉处，其与主动脉弓之间，有一短纤维索相连，称**动脉韧带**，是胚胎时期**动脉导管**闭锁有的遗迹。

2. **主动脉** 在已打开胸、腹壁的完整尸体标本上观察，主动脉由左心室发出后，上升不远即弯向左后方至脊柱的左侧下行，经膈的主动脉裂孔入腹腔，达第 4 腰椎水平分为左右髂总动脉。

(1) **升主动脉** 完整尸体配合离体心脏标本观察。升主动脉起自左心室主动脉口，向右前上方斜行达右侧第 2 胸肋关节处，移行为主动脉弓。左右冠状动脉发自升主动脉根部的主动脉左右窦。

(2) **主动脉弓** 见完整尸体和离体标本。主动脉弓弓形向左后方，至第 4 胸椎高度，移行为降主动脉。在主动脉弓的凸侧，发出营养头、颈部和上肢的血管（还有部分胸壁），从右向左依次为**头臂干**、**左颈总动脉**和**左锁骨下动脉**。头臂干在右胸锁关节的后面又分出右颈总动脉和右锁骨下动脉。

(3) **降主动脉** 是主动脉弓的延续，以主动脉裂孔为界，又分为**胸主动脉**和**腹主动脉**。

3. **头颈部的动脉**

(1) **颈总动脉** 左右各一，右侧起自头臂干，左侧起自主动脉弓，两者都经胸廓伤口入境部，至甲状软骨上缘分为**颈内动脉**和**颈外动脉**。在颈总动脉分叉处有两个重要结构，即**颈动脉窦**和**颈动脉小球**，颈动脉窦为颈内动脉起始部的膨大部分，颈动脉小球位于颈内、外动脉分叉处的后方，为红褐色的麦粒大小的椭圆形结构。

(2) **颈外动脉** 由颈总动脉分出，经胸锁乳突肌深面上行，至颞下颌关节处分为颞浅动脉和上颌动脉两个终支。颈外动脉分布于颈部、头面部和硬脑膜等，其主要分支有：

① **甲状腺上动脉** 起自颈外动脉起始部的前面发出，向前下方至甲状腺上端，分支营养甲状腺和喉。

② **面动脉** 起自颈外动脉。通过下颌下腺的深面，在咬肌前缘绕下颌骨下缘达面部，再经口角和鼻翼外侧迂曲上行达眼内眼内眦，改名为**内眦动脉**。

③ **颞浅动脉** 为颈外动脉终支之一，在耳屏前方上升，越过颧弓根部至颞部，分支营养腮腺、眼轮匝肌、额肌和头顶部的浅层结构。

④**上颌动脉** 为颈外动脉的另一终支，在下颌颈部起自颈外动脉，向前行达上颌骨后面，沿途分布于下颌牙齿、咀嚼肌、鼻腔、腭扁桃体等，其中还分出一支经棘孔入颅，分布于硬脑膜，称为**脑膜中动脉**。

⑤**舌动脉** 平舌骨大角处起自颈外动脉，行向前内方入舌，分布于舌。

(3) **颈内动脉** 由颈总动脉发出，向上经颅底颈内动脉管入颅腔，分支营养脑和视器。

(4) **锁骨下动脉** 左侧起自主动脉弓，右侧起自头臂干，左、右锁骨下动脉都贴肺尖的

内侧弓形绕胸膜顶，出胸廓上口，在锁骨下方越过第 1 肋，进入腋窝，改名为**腋动脉**，其主要分支有：

① **椎动脉** 为锁骨下动脉最内侧的一个较粗的分支，向上穿第 6～第 1 颈椎横突孔，经枕骨大孔入颅，营养脑和脊髓。

② **胸廓内动脉** 起自锁骨下动脉的下面，与椎动脉的起始处相对，沿第 1～第 6 肋软骨后面下行，其终支进入腹直肌鞘内，改名为腹壁上动脉，沿途分支分布至肋间肌、乳房、

心包、膈和腹直肌。

③ **甲状颈干** 短而粗，起自锁骨下动脉，其主要分支有**甲状腺下动脉**，横过颈总动脉等后面，至甲状腺下端的后方，分数支进入腺体。

4. 上肢的动脉

（1）**腋动脉** 在第1肋外缘续于锁骨下动脉，经腋窝至背阔肌下缘改名为肱动脉。腋动脉的内侧有腋静脉伴行，周围有臂丛包绕。腋动脉主要分支分布于胸肌、背阔肌和乳房等处。

（2）**肱动脉** 为腋动脉的直接延续，沿肱二头肌内侧沟与正中神经伴行，向下至肘窝深部，平桡骨颈高度分为**桡动脉**和**尺动脉**。

（3）**桡动脉** 为肱动脉终支之一，经肱桡肌与旋前圆肌之间，继在肱桡肌与桡侧腕屈肌之间下行至桡腕关节处绕到手背，然后穿第1掌骨间隙至手掌深面，与尺动脉的掌深支吻合，构成**掌深弓**。

（4）**尺动脉** 斜越肘窝，在尺侧腕屈肌和指浅屈肌之间下行，至桡腕关节处，经豌豆骨的外侧入手掌，其终支与桡动脉的掌浅支吻合形成**掌浅弓**。

（5）**掌浅弓与掌深弓** 利用掌浅弓和掌深弓游离标本观察。

①**掌浅弓** 位于掌腱膜的深面，指浅屈肌的浅面，由尺动脉的终支与桡动脉的掌浅支吻合而成，自掌浅弓凸侧发出4个分支，1支**小指尺掌侧固有动脉**沿小指尺侧下行，其余3支为**指掌侧总动脉**，在掌指关节处各分为2支指掌侧固有动脉供应第2～第5指的相对缘。

②**掌深弓** 位于指屈肌腱的深面，由桡动脉的终支与尺动脉的掌深支吻合构成，掌深弓较细，从凸侧发出3支**掌心动脉**，向远侧至掌骨头附近注入掌浅弓的各个分支。

5. 胸部的动脉 在打开胸前壁的完整尸体标本上观察

胸主动脉位于脊柱的左前方，上平底4胸椎高度续于主动脉弓，向下斜行至脊柱前面，在第8、第9胸椎水平同食管交叉（在食管之后），向下平第12胸椎处穿膈的主动脉裂孔，进入腹腔，延续为腹主动脉。胸主动脉的主要分支有**壁支**和**脏支**，壁支大，脏支小。

（1）**壁支** 主要为**肋间后动脉**，共9支，走在第3～11肋间隙中位于相应的肋沟内，还有1对**肋下动脉**沿第12肋下缘走行，壁支主要分布到胸、腹壁的肌和皮肤。

（2）**脏支** 细小，主要有**支气管支**、**食管支**和**心包支**，营养同名器官。

6. 腹部的动脉

腹主动脉 先在腹腔深层标本上观察，可见腹主动脉在脊柱左前方下行，约在第4腰椎高度分为左右**髂总动脉**。腹主动脉分支有**壁支**和**脏支**，其中壁支较为细小，而脏支则较为粗大，我们主要观察脏支。

（1）**脏支**

不成对的脏支有：

① **腹腔干** 短而粗，自腹主动脉起始处发出，立即分为**胃左动脉**、**肝总动脉**和**脾动脉**3支。主要营养胃、肝、胆囊、胰、十二指肠和食管腹段等处。胃左动脉向左上行

至胃的贲门处向右下行，与**胃右动脉**在胃小弯吻合。肝总动脉向右行，分为**肝固有动脉**和**胃十二指肠动脉**。脾动脉沿胰的上缘向左行至脾门，然后入脾。

② **肠系膜上动脉** 约平第 1 腰椎高度起自腹主动脉，经胰与十二指肠之间进入小肠系膜根内，分支分布于十二指肠以下至结肠左曲以上的消化管。分支有**胰十二指肠下动脉**、**空肠动脉**、**回肠动脉**、**回结肠动脉**、**右结肠动脉**、**中结肠动脉**。

③ **肠系膜下动脉** 约平第 3 腰椎高度从腹主动脉左前壁分出，向左下方行走，分值分布与横结肠左曲以下的消化管。动脉分支有**左结肠动脉**、**乙状结肠动脉**和**直肠上动脉**。

成对的脏支有：

① **肾动脉** 为一对粗大的动脉，约平第 2 腰椎高度发自腹主动脉、水平恒星向外、经肾门入肾。

② **睾丸动脉** 细而长，在肾动脉起始处稍下方发自腹主动脉前壁发出。

③ **肾上腺中动脉** 位于肾动脉起始处稍上方。

（2）**壁支** 主要有**腰动脉**、**膈下动脉**、**骶正中动脉**等，分布于腹后壁、脊髓、膈下面、肾上腺和盆腔后壁等处。

7. 盆部的动脉

（1）**髂总动脉** 腹主动脉平对第 4 腰椎处分为左右髂总动脉。髂总动脉向外下行至骶髂关节处分为**髂内动脉**和**髂外动脉**。

（2）**髂内动脉** 是一短干，向下进入盆腔，分支分布于盆内脏器及盆壁。动脉有**直肠下动脉**、**子宫动脉**、**阴部内动脉**、**脐动脉**、**闭孔动脉**、**臀上动脉**及**臀下动脉**等。注意观察宫颈旁开约 2cm 处子宫动脉与输尿管之间的交叉关系。

（3）**髂外动脉** 是输送血液至下肢的主干动脉，它沿腰大肌内侧缘下降，经腹股沟韧带深面至股部，移行为**股动脉**。髂外动脉在腹股沟韧带上方发出 1 支腹壁下动脉，行向上内至腹直肌鞘，与腹壁上动脉在腹直肌鞘内吻合。

8. 下肢的动脉

（1）**股动脉** 在腹股沟韧带中点深面续髂外动脉，向下穿收肌腱裂孔达腘窝，改名为**腘动脉**。在股三角内，股动脉居中，其内侧为**股静脉**，外侧为**股神经**。股动脉较大的分支有**股深动脉**，分为**旋股内侧动脉**、**旋股外侧动脉**和 3～4 支**穿动脉**。主要分布于大腿。

（2）**腘动脉** 位于腘窝深部，为股动脉的延续，向下至腘窝下角处分为**胫前动脉**和**胫后动脉**。

（3）**胫后动脉** 是腘动脉的终支之一，行于小腿后群肌深、浅两层之间，向下经内踝与跟腱之间达足底，分为**足底内侧动脉**和**足底外侧动脉**，胫后动脉分布于小腿后群肌、外侧群肌和足底肌。

（4）**胫前动脉** 发出后向前穿小腿骨间膜至小腿前群肌之间下行，经踝关节前方移行为**足背动脉**。对照标本在活体上触摸足背动脉的搏动。

【附图】

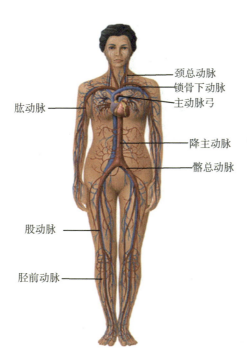

全身动脉分布示意图

颈总动脉
锁骨下动脉
主动脉弓
肱动脉
降主动脉
髂总动脉
股动脉
胫前动脉

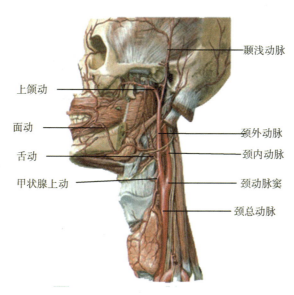

颞浅动脉
上颌动
面动
舌动
甲状腺上动
颈外动脉
颈内动脉
颈动脉窦
颈总动脉

颈外动脉及分支

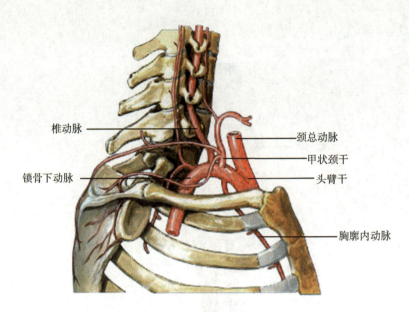

椎动脉

锁骨下动脉

颈总动脉

甲状颈干

头臂干

胸廓内动脉

锁骨下动脉及分支

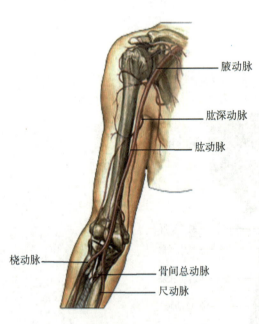

腋动脉

肱深动脉

肱动脉

桡动脉

骨间总动脉

尺动脉

上肢动脉及分支A

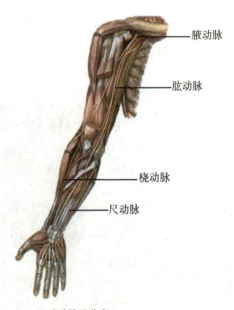

腋动脉

肱动脉

桡动脉

尺动脉

上肢动脉及分支B

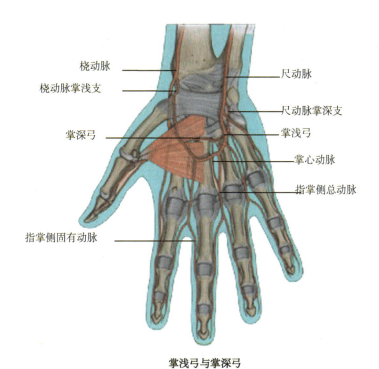

桡动脉

桡动脉掌浅支

掌深弓

指掌侧固有动脉

尺动脉

尺动脉掌深支

掌浅弓

掌心动脉

指掌侧总动脉

掌浅弓与掌深弓

头臂干

升主动脉

肋间后动脉

左颈总动脉

左锁骨下动脉

主动脉弓

支气管动脉

食管动脉

胸主动脉

胸主动脉及分支

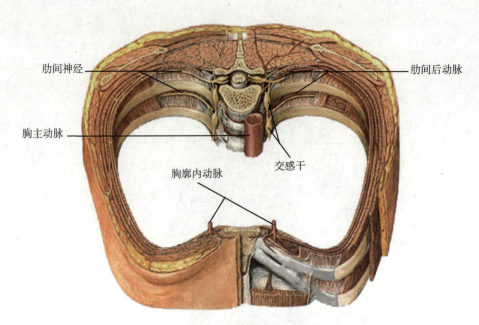

肋间神经

肋间后动脉

胸主动脉

交感干

胸廓内动脉

胸壁的动脉

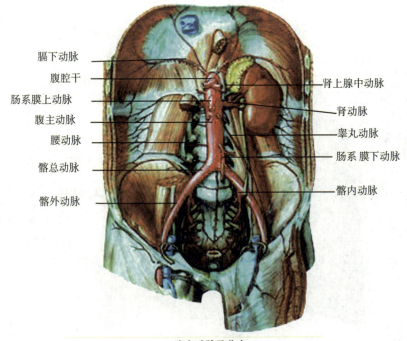

膈下动脉

腹腔干

肠系膜上动脉

腹主动脉

腰动脉

髂总动脉

髂外动脉

肾上腺中动脉

肾动脉

睾丸动脉

肠系膜下动脉

髂内动脉

腹主动脉及分支

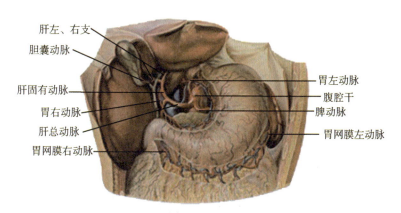

肝左、右支
胆囊动脉
肝固有动脉
胃右动脉
肝总动脉
胃网膜右动脉

胃左动脉
腹腔干
脾动脉
胃网膜左动脉

腹腔干及分支 A

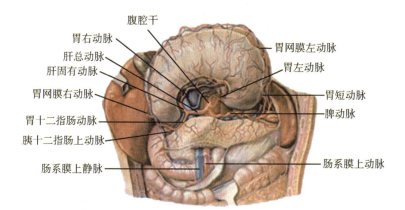

腹腔干
胃右动脉
肝总动脉
肝固有动脉
胃网膜右动脉
胃十二指肠动脉
胰十二指肠上动脉
肠系膜上静脉

胃网膜左动脉
胃左动脉
胃短动脉
脾动脉
肠系膜上动脉

腹腔干及分支 B

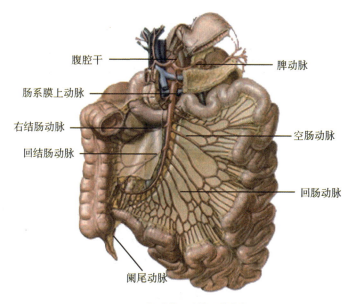

腹腔干
肠系膜上动脉
右结肠动脉
回结肠动脉

脾动脉
空肠动脉
回肠动脉

阑尾动脉

肠系膜上动脉及其分支

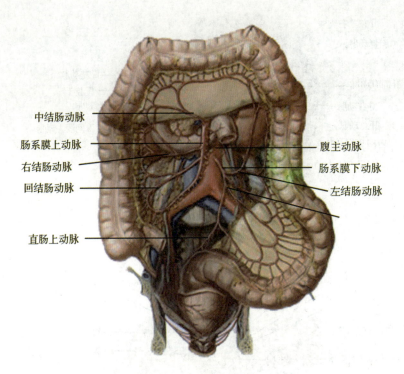

中结肠动脉

肠系膜上动脉

右结肠动脉

回结肠动脉

直肠上动脉

腹主动脉

肠系膜下动脉

左结肠动脉

肠系膜上、下动脉及其分支

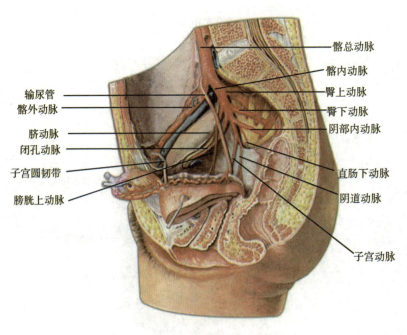

输尿管

髂外动脉

脐动脉

闭孔动脉

子宫圆韧带

膀胱上动脉

髂总动脉

髂内动脉

臀上动脉

臀下动脉

阴部内动脉

直肠下动脉

阴道动脉

子宫动脉

盆部的动脉（女性）

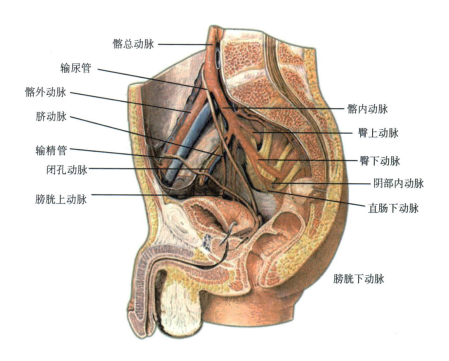

盆部的动脉（男性）

髂总动脉
输尿管
髂外动脉
脐动脉
输精管
闭孔动脉
膀胱上动脉
髂内动脉
臀上动脉
臀下动脉
阴部内动脉
直肠下动脉
膀胱下动脉

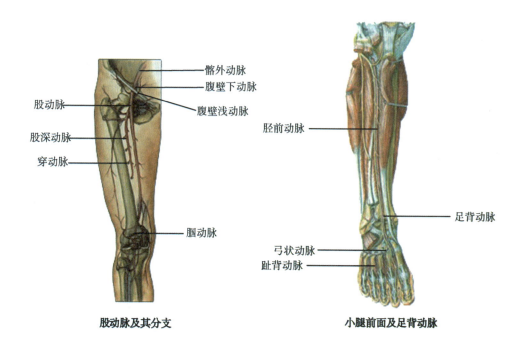

髂外动脉
腹壁下动脉
腹壁浅动脉
股动脉
股深动脉
穿动脉
腘动脉

胫前动脉
足背动脉
弓状动脉
趾背动脉

股动脉及其分支   **小腿前面及足背动脉**

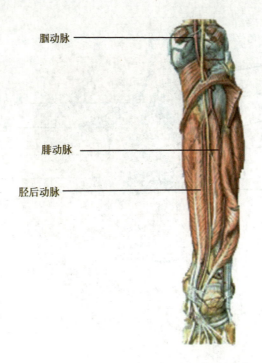

腘动脉

腓动脉

胫后动脉

小腿后面的动脉

（李建富）

体循环的静脉和淋巴系统

【实验目的】

1. 掌握上腔静脉和下腔静脉的组成、位置及主要属支及收集范围。

2. 掌握肝门静脉系的组成、行程、主要属支名称、收集范围及与上下腔静脉的吻合；胸导管的起始、行程、注入部位；脾，胸腺的位置和形态。

3. 熟悉下颌下淋巴结和颈外侧浅、深淋巴结、腋淋巴结、腹股沟淋巴结的位置及收集范围。

【实验材料】

1. 完整尸体标本（示主要动、静脉）；头颈部和四肢浅静脉标本；局部游离静脉标本。

2. 肝门静脉系标本及模型；示主要淋巴结标本；示胸导管和右淋巴导管标本。

3. 示部分肢体脏器淋巴管的注射标本；淋巴系模型和脾标本（模型）。

【注意事项】

1. 深静脉多与动脉伴行，所以制作标本时有些静脉可能被切除，可观察同名动脉而体会静脉。

2. 静脉的变异较多，尤其是浅静脉，故观察时予以注意。

3. 静脉比动脉壁薄，弹性差，容易损坏，观察时切勿过渡牵拉。

4. 胸导管结构很脆弱，观察时更要小心，切忌过渡牵拉以防损坏。

【实验内容】

在完整尸体标本上观察

1. **上腔静脉系** 上腔静脉系由上腔静脉及其属支组成，收集头颈部、上肢及胸部（心除外）的静脉血，注入右心房。

上腔静脉 为一条短而粗的静脉干，于右侧第 1 肋的后面，由**左、右头臂静脉**汇合而成，沿升主动脉右侧垂直下降，注入右心房。

头臂静脉 是由同侧**颈内静脉**和**锁骨下静脉**，在胸锁关节后方汇合而成，其汇合处形成的夹角称**静脉角**。

（1）**头颈部的静脉**

① **颈内静脉** 为头颈部的静脉主干，上端起自颅底颈静脉孔，收集颅内静脉血，沿境内动脉和颈总动脉外侧下行，在胸锁关节后方与**锁骨下静脉**汇合成**头臂静脉**。颈内静脉的属支分为颅内属支和颅外属支：

面静脉 起自眼内眦（**内眦静脉**）与面动脉伴行，在下颌角附近与下颌后静脉汇合，下行注入**颈内静脉**。

下颌后静脉 由颞浅静脉与上颌静脉汇合而成，分为**前支**和**后支**，前支与**面静脉**汇合成**面总静脉**，注入**颈内静脉**，后支与**耳后静脉**和**枕静脉**汇合成**颈外静脉**，注入**锁骨下静脉**。

② **颈外静脉** 起自下颌角附近，沿胸锁乳突肌表面下降，注入**锁骨下静脉**。颈外静脉为颈部最大的浅静脉干，一般在活体透过皮肤可以看见。

（2）**上肢的静脉** 有深、浅两种，浅静脉位于皮下，深静脉与动脉伴行。

① **浅静脉** 手背皮下的浅静脉形成**手背静脉网**，由此网汇集成**头静脉**和**贵要静脉**。

头静脉 起自**手背静脉网**的桡侧，沿前臂桡侧和肱二头肌外侧上行，至三角肌和胸大肌之间注入**腋静脉**或者**锁骨下静脉**。

贵要静脉 起自手背静脉网的尺侧，沿前臂尺侧和肱二头肌内侧沟上行，注入**肱静脉**或者**腋静脉**。

肘正中静脉 位于肘窝内，为连接**头静脉**和**贵要静脉**的一条短干。

② **深静脉** 与同名动脉伴行，注意在前臂以下，一条动脉有两条伴行静脉。

（3）**胸部的静脉**

① **奇静脉** 在除去胸腔脏器的标本上观察，可见奇静脉在脊柱右侧上行，至第4或者第5胸椎水平向前弓形绕过右肺根上方，注入上腔静脉。奇静脉收集右侧**肋间后静脉**、**食管静脉**、**支气管静脉**及**半奇静脉**和**副半奇静脉**的血液。

② **胸廓内静脉** 与同名动脉伴行，注入头臂静脉。

2. **下腔静脉系** 下腔静脉系由下腔静脉及其属支组成，收集下肢、盆部、腹部等处的静脉血，注入右心房。

下腔静脉 是一条粗而大的静脉干，约在第5腰椎右侧，由左、右**髂总静脉**汇合而成，沿腹主动脉的右侧上行，经肝的腔静脉窝，穿膈的腔静脉孔入胸腔，注入右心房。

（1）**下肢的静脉** 可分为浅静脉和深静脉。

① **浅静脉** 下肢的浅静脉在皮下组织内构成静脉网，其中有两条较为恒定的静脉，**大**

隐静脉和小隐静脉。**大隐静脉**为全身最长的皮下静脉，起于**足背静脉弓**，经内踝前方，沿小腿内侧面、膝关节内后方、大腿内侧面上行，至耻骨结节外下方3～4cm处穿阔筋膜的**隐静脉裂孔**注入**股静脉**。大隐静脉在注入股静脉之前还收集了**股内侧浅静脉**、**股外侧浅静脉**、**阴部外静脉**、**腹壁下浅静脉**及**旋髂浅静脉**五条属支的静脉血。**小隐静脉**在足外侧起自足背静脉弓，经外踝后方上行，沿小腿后面正中上行至腘窝，注入**腘静脉**。

② **深静脉** 与同名静脉伴行，在小腿一下的动脉有两条同名静脉伴行，至腘窝处汇合成一条**腘静脉**，后上升延续为**股静脉**。股静脉经腹股沟韧带深面上行延续为**髂外静脉**。

（2）**盆部的静脉**　盆壁和盆腔内脏的静脉汇集为**髂内静脉**，与**髂外静脉**在骶髂关节出回个成**髂总静脉**。

（3）**腹部的静脉**　可分为腹壁的静脉和腹腔内脏的静脉。

① 成对脏器的静脉　深静脉：与同名动脉伴行，成直角注入**下腔静脉**。睾丸静脉：左侧易发生静脉曲张。

② 不成对脏器的静脉　不成对脏器的静脉先汇集成**肝门静脉**入肝，经肝静脉再注入下腔静脉。

肝静脉　有 2～3 条，在腔静脉沟内穿出肝脏，汇入**下腔静脉**。

肝门静脉　肝门静脉收集腹腔内不成对脏器（肝除外）的静脉血。肝门静脉是一短而粗的静脉干，多由**肠系膜上静脉**和**脾静脉**在胰头的后方汇合而成。走在**肝十二指肠韧带**内，在肝固有动脉和胆总管的后方上行经肝门入肝。肝门静脉的属支有：**肠系膜上静脉**沿同名动脉上行，收集同名动脉分布范围的静脉血。**脾静脉**起自脾门，沿同名动脉右行，至胰头后方与肠系膜上静脉汇合成肝门静脉。**肠系膜下静脉**与同名动脉伴行，通常注入脾静脉，有时也注入肠系膜上静脉。**胃左静脉**与胃左动脉伴行，注入肝门静脉。**附脐静脉**起自脐周静脉网，沿肝圆韧带上行至肝门，注入**肝门静脉**。

3．**胸导管和右淋巴导管**

（1）**胸导管**　是全身最长最粗的淋巴导管，长约 30～40cm。在标本上我们轻微提起食管胸段，可见胸导管位于胸主动脉与奇静脉之间，再向下，向上追踪观察其位置及行程。胸导管的下端为膨大的**乳糜池**，乳糜池大致位于第 1 腰椎体前面，由左、右**腰干**和单一的**肠肝**汇合而成。胸导管约在第 4、第 5 胸椎高度，由脊柱右侧移至左侧，出胸廓上口至颈根部，弓形注入**左静脉角**。胸导管收集左侧上半身和整个下半身的淋巴。

（2）**右淋巴导管**　在标本或模型上观察，右淋巴导管为一短干，长约 1.5cm，它收集右上半身的淋巴，注入**右静脉角**。

4．**全身主要淋巴结**

（1）**下颌下淋巴结**　唯一下颌下腺附近，收纳面部等处的浅、深淋巴，此淋巴结的输出管注入经外侧深淋巴结。

（2）**颈淋巴结**　可分为浅、深两组，①**颈外侧浅淋巴结**　位于颈部皮下，沿颈外静脉排列，收纳耳后、枕部及颈浅部的淋巴，其输出管注入经**外侧深淋巴结**。②**颈外侧深淋巴结**沿颈内静脉排列成一条纵行淋巴结，它直接或间接地收纳头、颈部淋巴，其输出管汇集成**颈干**。

（3）**腋淋巴结**　位于腋窝内的血管周围，主要收纳上肢、胸壁、和乳房等处的淋巴。其输出管注入**锁骨下干**。

（4）**腹股沟淋巴结**　分为浅、深两群，浅群位于腹股沟韧带下方及大隐静脉上段周围的阔筋膜浅面；深群位于阔筋膜的深面，股静脉根部的周围。收集下肢、会阴、外生殖器、臀部和脐一下的腹前壁淋巴，其输出管经髂外淋巴结，腰淋巴结，最后经腰干注入乳糜池。

（5）**腹部淋巴结**　大致观察即可。①**腰淋巴结**　位于腰椎体前面，沿腹主动脉及下腔静脉排列，其输出管汇合成一对腰干，注入乳糜池。②**腹腔淋巴结** 位于腹腔干周围，其输出管入肠干。③**肠系膜上、下淋巴结** 分别沿肠系膜上动脉、肠系膜下动脉根部周围排列，其输出管均汇集入**肠干**。

5. 脾

（1）脾的位置　脾位于左季肋区，在第9～11肋之间，长轴与第10肋平行。

（2）脾的形态　观察游离标本，脾略呈长扁椭圆形，脾分为膈、脏两面，前、后两端，上、下两缘。脏面凹陷，近中央凹陷处为**脾门**，脾上缘有2～3个脾切迹，脾肿大时脾切迹为触诊脾的标志。

【附图】

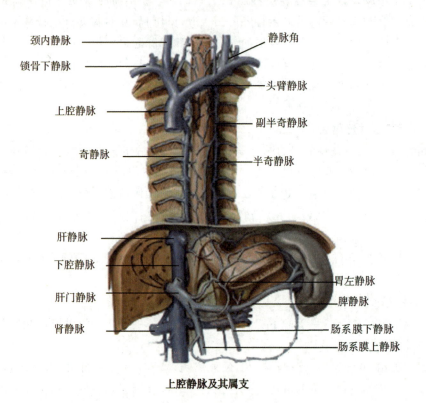

上腔静脉及其属支

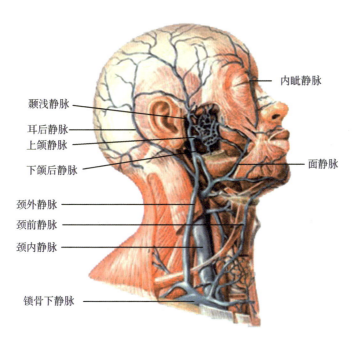

头颈部的静脉

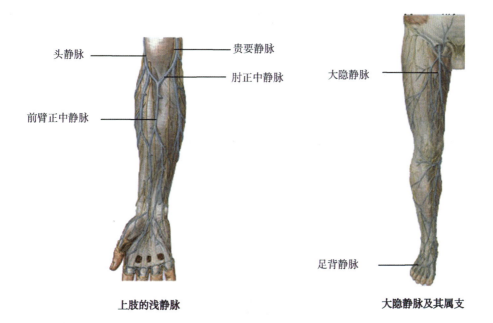

上肢的浅静脉

大隐静脉及其属支

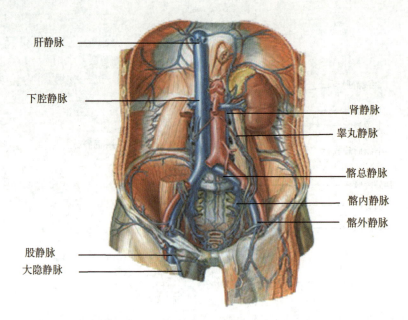

肝静脉

下腔静脉

肾静脉

睾丸静脉

髂总静脉

髂内静脉

髂外静脉

股静脉
大隐静脉

下腔静脉及其属支

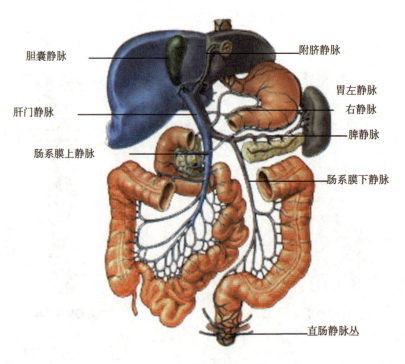

胆囊静脉

附脐静脉

胃左静脉

右静脉

脾静脉

肝门静脉

肠系膜上静脉

肠系膜下静脉

直肠静脉丛

肝门静脉及其属支

（李建富）

视　　器

【实验目的】

　　1. 掌握眼球的构造，包括眼球壁及内容物组成。
　　2. 熟悉房水的产生和循环，泪器的组成。
　　3. 了解眼球外肌的名称、位置及作用。

【实验材料】

　　1. 视器挂图，牛眼标本。
　　2. 眼球模型。

【注意事项】

　　1. 学习时要配合标本和模型，能在活体上看到的尽量在活体上观察。
　　2. 注意眼肌的位置和作用。

【实验内容】

　　视器由**眼球**及**眼副器**两部分组成。眼球位于眼眶前部，借眶筋膜与眶壁相连，前面有眼睑保护，后面有视神经连于间脑，能感受光的刺激，经视神经传到到脑的视觉中枢，产生视觉。

　　一、眼　球　由眼球壁及内容物组成。

　　1. 眼球壁
　　（1）**外膜**　亦称**纤维膜**
　　①**角膜**　占前 1/6，无色透明、曲度较大，有折光作用无血管，但感觉神经末梢丰富。
　　②**巩膜**　占后 5/6，白色不透明、厚而坚韧、对眼球　内容物起保护作用。巩膜静脉窦。　　（2）**中膜**　即**血管膜**
　　①**虹膜**　最前部，圆盘状，中央有瞳孔。虹膜内有二中平滑肌。
　　②**睫状体**　环形，为中膜最厚部，有睫状突，睫状小带及睫状肌。
　　③**脉络膜**　占后 2/3，富有血管、色素细胞、起营养、保护作用。
　　（3）**内膜**　**视网膜**　根据不同部位分**虹膜部、睫状体部**和**视部**，注意观察**视神经盘**和**黄斑**的位置。

2. 眼球内容物

（1）**房水**　透明的水样液，充斥于眼房内，由睫状体产生。

（2）**晶状体**　位于瞳孔后方、虹膜和玻璃体之间，双凸透镜状的透明体，富有弹性，晶体囊、晶体皮质和晶体核构成。以睫状小带与睫状体囊相连，视近、视远时对其凸度进行调节。切破囊，可取出内面的晶状体。

（3）**玻璃体**　为充填于晶状体和视网膜之间的无色透明胶状物质，对视网膜起支撑作用。

房水的产生及循环途径：房水产生于睫状体，充满于**眼前房**（位于角膜和虹膜之间）和**眼后房**（位于虹膜和晶状体之间）内，循环途径为：由睫状体产生的房水→后房→瞳孔→前房→虹膜角膜角（虹膜与角膜交界处的环形区域）→虹膜静脉窦→眼静脉。

二、眼 副 器

眼副器包括眼睑、结膜、眼球外肌、泪器等，对眼球起保护、运动和支持作用。

1. **结膜**为富有血管的透明薄膜，按其分布分为三部：

（1）**睑结膜**　被覆在睑板后面。

（2）**球结膜**　覆在眼球前部巩膜的表面。

（3）**结膜穹窿**　结膜与睑结膜的移行，分上穹（较深）和下穹。

2. **泪器**　由泪腺和泪道构成

（1）**泪器**　分泌泪液，位于眶上壁与外侧的泪腺窝内，排泄管开口于结膜上穹。

（2）**泪道**

①**泪点**　位于泪乳头尖端，翻开睑缘可见。

②**泪小管**　起自上、下泪点的一对小管，开口于泪囊。

③**泪囊**　位于眶内侧壁的泪囊窝中，上为盲端，下接鼻泪管。

④**鼻泪管**　位于骨性鼻泪管中，开口于下鼻道前部。

3、**眼球外肌：**外直肌、内直肌、上直肌、下直肌共同起自视神经周围的总腱环，分别止于眼球上、下、内侧和外侧壁上。

【附图】

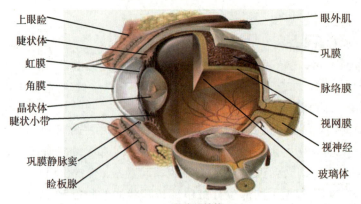

眼球的结构

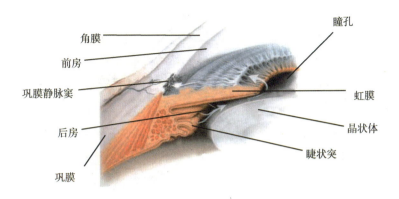

角膜
前房
巩膜静脉窦
后房
巩膜
瞳孔
虹膜
晶状体
睫状突

眼房

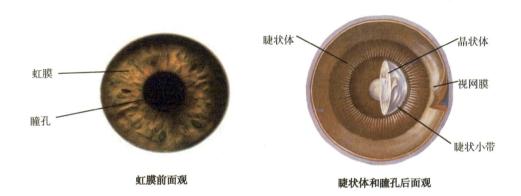

虹膜
瞳孔

虹膜前面观

睫状体
晶状体
视网膜
睫状小带

睫状体和瞳孔后面观

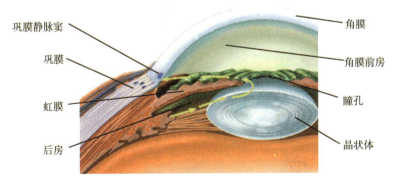

巩膜静脉窦
巩膜
虹膜
后房
角膜
角膜前房
瞳孔
晶状体

房水的循环

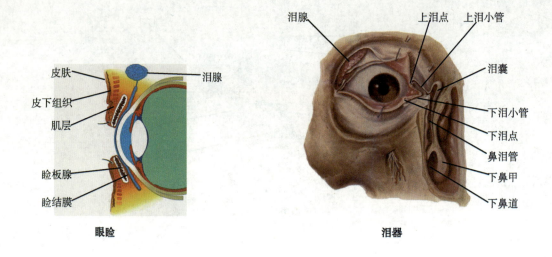

皮肤
皮下组织
肌层
泪腺
睑板腺
睑结膜

眼睑

泪腺　上泪点　上泪小管
泪囊
下泪小管
下泪点
鼻泪管
下鼻甲
下鼻道

泪器

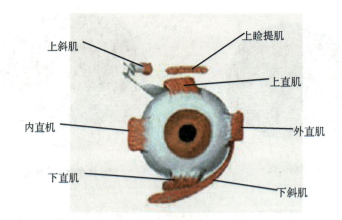

上斜肌
内直机
下直肌

上睑提肌
上直肌
外直肌
下斜肌

眼外肌（左眼前面观）

（储建函）

前庭蜗器

【实验目的】

1. 掌握外耳道的位置、分部及形态特点；鼓膜的位置、分布及形态；骨迷路的分布和各部形态；

2. 熟悉鼓室的位置、六壁的形态结构及毗邻；咽鼓管的位置、开口及功能。

【实验材料】

1. 前庭蜗器标本；听小骨标本。

2. 前庭蜗器挂图，前庭蜗器模型、中耳和内耳模型。

【注意事项】

学习时要配合标本和模型，在活体观察外耳。

【实验内容】

1. **外耳**　由**耳廓**、**外耳道**、**鼓膜**组成。

（1）**耳廓**　对照挂图辨认各部的结构

（2）**外耳道**　位于外耳门与鼓膜之间，外 1/3 为软骨部，内 2/3 为骨部，全长有不同方向的弯曲。

（3）**鼓膜**　位于外耳道底，为向内凹陷椭圆形的半透明薄膜。中心向内凹陷为鼓膜脐，光锥是紧张部前下部分的一个三角反光区。上 1/4 为松弛部（薄而松弛），下 3/4 为紧张部（坚实紧张），

2. **中耳**　由**鼓室**、**咽鼓管**、**乳突窦**和**乳突小房**组成。

（1）**鼓室**　位于鼓膜与内耳外侧壁之间，是颞骨岩部内含气的小腔。有六个壁：

①**上壁**　鼓室盖，也称**盖壁**，与颅中窝相邻。

②**下壁**　**颈静脉壁**，与颈内静脉起始部相邻。

③**前壁**　**颈动脉壁**，与颈动脉管相邻，在上部有二个小管的开口，上方为鼓膜张肌半管，下方为咽鼓管半管。

④**后壁**　**乳突壁**，上部为乳突开口→乳突窦→乳突小房。

⑤**内侧壁**　**迷路壁**，与内耳相邻，中部隆凸称鼓岬，其后上方为前庭窗，后下方为蜗窗，在前庭窗的后上方有面神经管凸。

⑥**外侧壁** 鼓膜组成其下份，颞骨鳞部组成其上份。

（2）**听小骨** 为**锤骨、砧骨和镫骨**（封闭前庭窗）。彼此形成听骨链，联络鼓膜和前庭窗，可将声波传入耳内。与听小骨运动有关的肌肉有鼓膜张肌和镫骨肌，能调节鼓膜的紧张度，对鼓膜和内耳有保护作用。

（3）**咽鼓管** 位于咽和鼓室之间。有两口：鼓室口→鼓室前壁；咽口 →鼻咽侧壁（下鼻甲后方）。功能：咽鼓管为沟通鼓室与咽腔的管道，空气由咽口→咽鼓室→鼓室，调节鼓室内压力，以保持鼓膜内、外压力的均衡。

3. **内 耳** 在颞骨岩部骨质内，鼓室与内耳道底之间。分骨迷路和膜迷路。

（1）**骨迷路** 为颞骨岩部内的骨性隧道，分**前庭、骨半规管和耳蜗**三部分。

①**前庭** 在骨迷路中部，略似椭圆形腔，外侧壁即鼓室内侧壁，有前庭窗，前壁有孔通耳蜗，后壁有 5 个小孔通向三个骨性半规管。

②**骨半规管** 为三个"C"形的相互成直角排列的弯曲小管，分别是前骨半规管、后骨半规管、外骨半规管。每个半规管各有两个骨脚，一为单骨脚、一为壶腹骨脚。前、后半规管的单脚合成一个总骨脚。

③**耳蜗** 形似蜗牛壳，位于前庭的前方，蜗底朝向内耳道，耳蜗的尖端是蜗顶，观察内部结构，蜗螺旋管、前庭阶、鼓阶、蜗孔的位置。

（2）**膜迷路** 位于骨迷路内膜性管道，形似骨迷路。膜迷路内充有内淋巴，膜迷路与骨迷路之间充有外淋巴。

①**椭圆囊和球囊** 位于前庭内，椭圆囊前接球囊、后接膜半规管，两囊的壁上有**椭圆囊斑和球囊斑**，是位置感受器，能感受直线加速或减速运动的刺激。

②**膜半规管** 在骨半规管内，膨大部称膜壶腹，壁上有**壶腹嵴**，是位置感受器，能接受旋转运动开始是和终止时的刺激。

③**蜗管** 在耳蜗内，横切面呈三角形，上壁为**前庭膜**；外侧壁为增厚的骨膜；下壁由骨螺旋板和**基底膜**组成。基底膜上有**螺旋器**，为听觉感受器。蜗管的上方为前庭阶，通向前庭，下方为鼓阶，两阶在蜗顶借蜗孔相通。

【**附图**】

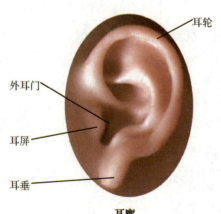

耳轮

外耳门

耳屏

耳垂

耳廓

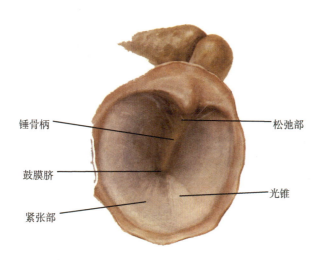

锤骨柄　　　　　　　　松弛部

鼓膜脐　　　　　　　　光锥

紧张部

鼓膜

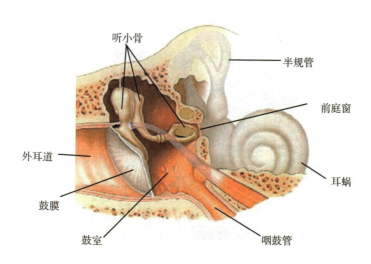

听小骨　　　　　　　　半规管

　　　　　　　　　　　前庭窗

外耳道

　　　　　　　　　　　耳蜗

鼓膜

鼓室　　　　　　咽鼓管

中耳

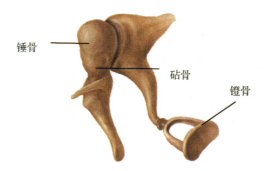

锤骨

　　　　　　砧骨

　　　　　　　　镫骨

听小骨

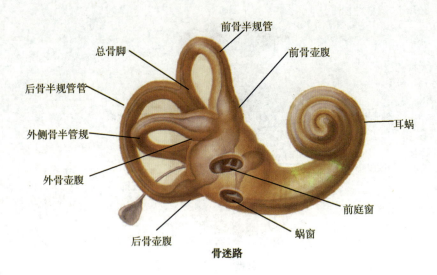

骨迷路

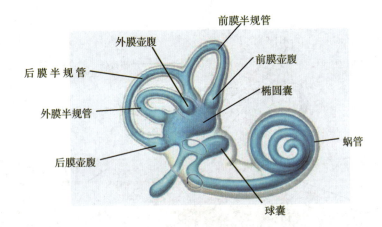

膜迷路

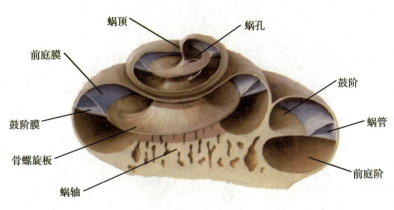

耳蜗轴切面

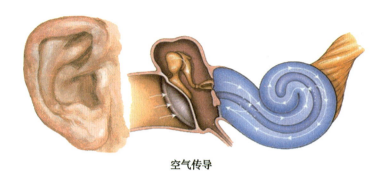

空气传导

（储建函）

神经系统概述、脊髓

【实验目的】

1. 掌握神经系统的区分。灰质、白质、皮质、髓质、神经纤维、神经、神经核、神经节和网状结构的概念，脊髓的位置和外形结构，脊髓灰、白质配布的形式及各部名称

2. 熟悉反射弧的概念。薄束、楔束，脊髓丘脑束和皮质脊髓束的位置、起止和功能

【实验材料】

1. 离体的脊髓标本；切除椎管后壁的脊髓标本。

2. 脊髓各段水平切面模型；神经系统彩图。

【注意事项】

1. 脊髓柔嫩，勿用镊子拉撕和夹持。

2. 标本与模型相结合。

【实验内容】

1. 利用神经系统剥制标本及挂图，观察神经系统的组成。神经系统包括**中枢神经系统**和**周围神经系统**。中枢神经系统由脑（**端脑、间脑、中脑、脑桥、延髓、小脑**）和**脊髓**构成；周围神经系统由**脑神经**（12 对）和**脊神经**（31 对）构成。

2. 结合模型、标本和挂图观察脊髓外形及位置。脊髓位于椎管内，呈前后略扁的圆柱形，外包被膜。其上端在平枕骨大孔处与延髓相连，末端变细，称**脊髓圆锥**，终于第 1 腰椎下缘。脊髓有两个膨大，上方为**颈膨大**，下方为**腰骶膨大**。

3. 在脊髓横切面的挂图上辨认脊髓外周的**白质**和中央的**灰质**。

4. 在染色的脊髓横切面上，用放大镜仔细观察脊髓的内部结构。白质是由不同的上行或下行的纤维束构成。

（1）**上行纤维束**

①**薄束**和**楔束**位于白质后索。

②**脊髓丘脑束**位于外侧索前半和前索中。

（2）**下行纤维束**

①**皮质脊髓侧束**位于外侧索，**皮质脊髓前束**位于前索，居前正中裂两侧。

②**红核脊髓束**位于皮质脊髓束腹侧且与其无明显界线。

灰质在横切面上呈"H"形，其正中有**中央管**贯穿脊髓全长。每侧灰质向前突出的部分为**前角**；灰质后部狭长部分为**后角**；脊髓胸段和上腰段的前角和后角之间，灰质向外侧突出的部分为**侧角**。

5. 利用脊髓和脑的切面及挂图观察灰质、白质、皮质、髓质、神经纤维、神经核等。

【附图】

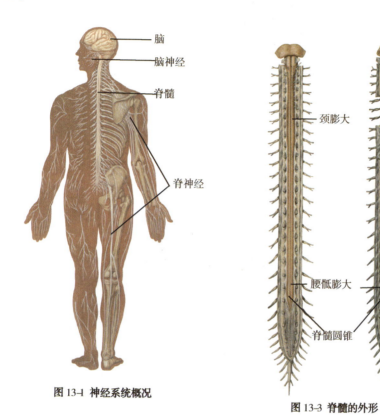

图 13-1 神经系统概况

图 13-3 脊髓的外形

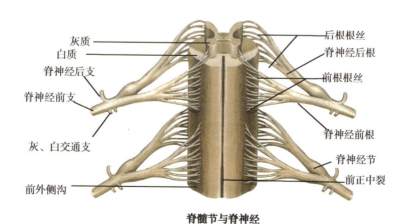

脊髓节与脊神经

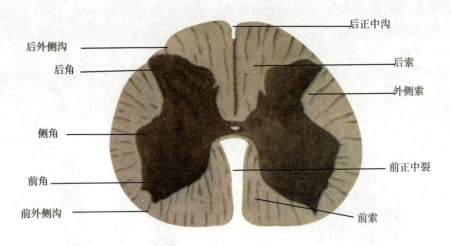

后外侧沟
后角
侧角
前角
前外侧沟

后正中沟
后索
外侧索
前正中裂
前索

脊髓内部结构

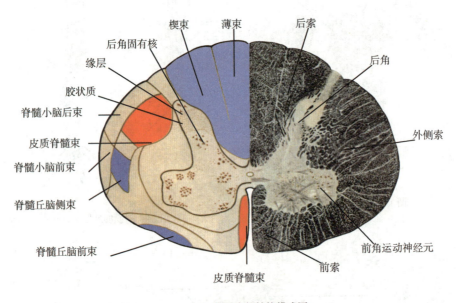

楔束　薄束
后角固有核
缘层
胶状质
脊髓小脑后束
皮质脊髓束
脊髓小脑前束
脊髓丘脑侧束
脊髓丘脑前束
皮质脊髓束

后索
后角
外侧索
前角运动神经元
前索

脊髓内部结构模式图

（杨兵）

脑干、小脑、间脑和端脑

【实验目的】

1. 掌握脑干的外形和第四脑室；脑干内部结构的主要特点。大脑半球的分叶和各叶的主要沟回。大脑皮质躯体运动区、躯体感觉区、视觉区、听觉区和语言区的位置。内囊的位置、分部及各主要投射纤维束的排列关系。

2. 熟悉脑干内重要纤维束；小脑的位置、外形、分叶；间脑的位置、外形、分部和第三脑室；侧脑室的位置。

3. 了解小脑的功能；背侧丘脑和下丘脑的主要核团。

【实验材料】

1. 脑干、小脑和端脑的完整标本；脑的正中矢状切面和冠状切面；小脑的水平切面。

2. 脑干、小脑、间脑和端脑及其内部核团和纤维模型；神经系统彩图。

【注意事项】

1. 爱护标本，轻拿轻放，勿用镊子夹持。

2. 标本与模型相结合。

【实验内容】

1. 利用标本、模型和挂图，观察脑干的外形。

（1）脑干腹侧面主要结构　延髓的**锥体、锥体交叉、舌咽神经、迷走神经、副神经和舌下神经根**；脑桥的**基底部、基底沟、小脑中脚、三叉神经根、延髓脑桥沟、展神经根、面神经根、前庭蜗神经根**；中脑的**大脑脚、脚间窝、动眼神经根**。

（2）脑干背侧面主要结构　延髓的**薄束结节、楔束结节**，上部敞开构成**菱形窝**的下部；脑桥的背面形成菱形窝的上半部，此处室底的外侧壁为左右小脑上脚；中脑背面有两对圆形隆起，即**上丘**和**下丘**，下丘下方有**滑车神经**穿出；菱形窝即**第四脑室底**，由延髓上部和脑桥背面构成。主要结构有：**正中沟、面神经丘、舌下神经三角**（内含**舌下神经核**）、**迷走神经三角**（内含**迷走神经背核**）；

（3）**第四脑室**　位于脑桥、延髓和小脑之间，底为菱形窝，顶朝向小脑，室内有脉络丛。第四脑室有一个正中孔，一对外侧孔与蛛网膜下隙相通。

2. 利用挂图、模型观察脑干内的主要纤维束：**内侧丘系、脊髓丘系、三叉丘系、皮**

质脊髓束和皮质核束。

3. 结合小脑的标本、模型和挂图观察小脑的位置、外形及分叶。小脑位于颅后窝，上面隔小脑幕与大脑半球相邻，小脑与脑干之间的腔隙即第四脑室；小脑上面较平坦，下面呈半球形，两侧膨大的称小脑半球，靠近延髓背面的小脑半球向下膨隆，称小脑扁桃体，中间比较狭窄的部位称小脑蚓；小脑分绒球小结叶、前叶和后叶。

4. 利用小脑标本、模型和挂图观察小脑的内部结构。小脑表层是灰质，称小脑皮质。深部为白质，称髓质。髓质内的灰质团块，总称小脑核。

5. 结合间脑的挂图、模型、标本观察背侧丘脑、后丘脑（内侧膝状体、外侧膝状体）和下丘脑（视交叉、灰结节和乳头体）的位置、外形和分部。

6. 利用背侧丘脑核团的立体示意图、模型观察背侧丘脑被"Y"形内髓板分隔的前核群、内侧核群和外侧核群。

7. 利用下丘脑的主要核团模式图观察视上核和室旁核。

8. 结合整脑标本、模型和挂图观察脑的上外侧面结构：中央沟、中央前沟、中央后沟、额上沟、额下沟、顶内沟、外侧沟、颞上沟、颞下沟、中央前回、额上回、额中回、额下回、中央后回、顶上小叶、顶下小叶（缘上回、角回）、颞上回、颞中回、颞下回和颞横回。脑的底面结构有嗅束、嗅球、嗅三角。

9. 利用脑的正中矢状切面标本、模型和挂图观察脑的内侧面结构：胼胝体、胼胝体沟、扣带沟、顶内沟、距状沟、海马沟、扣带回、中央旁小叶、楔叶、海马旁回和钩。

10. 结合整脑标本、脑的正中矢状切面标本、模型和挂图观察脑大脑皮质功能定位：第Ⅰ躯体运动区位于中央前回和中央旁小叶前部；第Ⅰ躯体感觉区位于中央后回和中央旁小叶后部；视区位于枕叶距状沟两侧皮质；听区位于颞横回；语言区（运动性语言中枢位于额下回后部；书写中枢位于额中回后部；听觉性语言中枢位于颞上回后部；视觉性语言中枢位于角回）。

11. 利用脑的水平切面及冠状切面标本、模型和挂图观察：

①内囊的位置、分部及各主要投射纤维束　内囊是白质中最重要的结构，位于背侧丘脑、尾状核与豆状核之间，分为内囊前肢（位于豆状核与尾状核之间）、内囊后肢（位于豆状核与背侧丘脑之间，含皮质脊髓束、丘脑皮质束等）和内囊膝（位于前后肢会合处，含皮质核束）。

②基底核　包括尾状核、豆状核、杏仁体和屏状核。尾状核和豆状核合称纹状体，豆状核由壳和苍白球两部分组成，其中尾状核和壳为新纹状体，苍白球为旧纹体。

③侧脑室　位于大脑半球内，左右各一，内含脑脊液，以室间孔和第三脑室相通。

【附图】

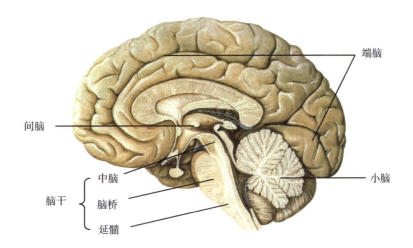

端脑

间脑

小脑

脑干 { 中脑 脑桥 延髓 }

脑正中矢状切面

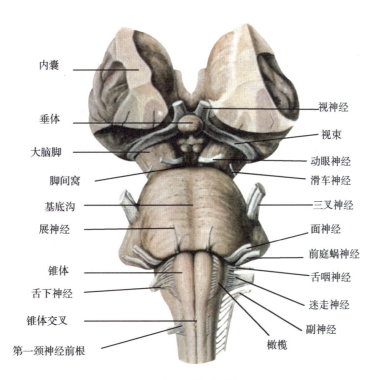

内囊

垂体

大脑脚

脚间窝

基底沟

展神经

锥体

舌下神经

锥体交叉

第一颈神经前根

视神经

视束

动眼神经

滑车神经

三叉神经

面神经

前庭蜗神经

舌咽神经

迷走神经

副神经

橄榄

脑干腹侧面外形

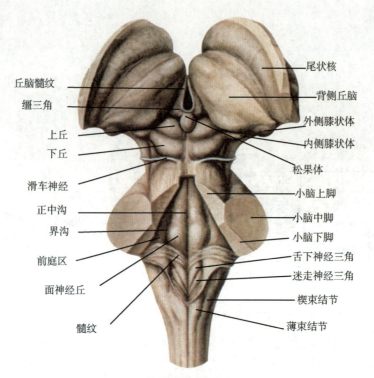

丘脑髓纹
缰三角
上丘
下丘
滑车神经
正中沟
界沟
前庭区
面神经丘
髓纹

尾状核
背侧丘脑
外侧膝状体
内侧膝状体
松果体
小脑上脚
小脑中脚
小脑下脚
舌下神经三角
迷走神经三角
楔束结节
薄束结节

脑干背侧面外形

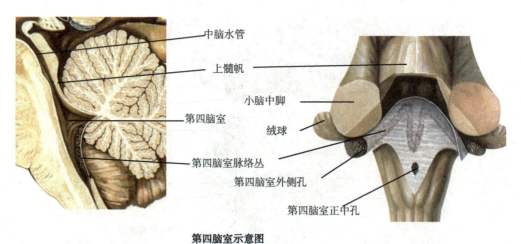

中脑水管
上髓帆
小脑中脚
绒球
第四脑室
第四脑室脉络丛
第四脑室外侧孔
第四脑室正中孔

第四脑室示意图

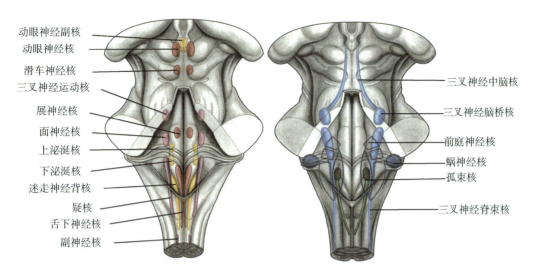

动眼神经副核
动眼神经核
滑车神经核
三叉神经运动核
展神经核
面神经核
上泌涎核
下泌涎核
迷走神经背核
疑核
舌下神经核
副神经核

三叉神经中脑核
三叉神经脑桥核
前庭神经核
蜗神经核
孤束核
三叉神经脊束核

脑神经核在脑干背面的投影

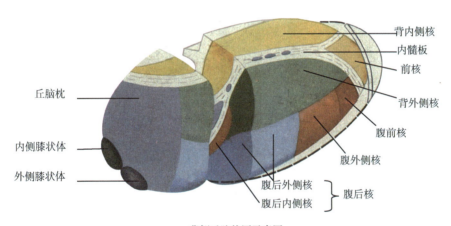

丘脑枕
内侧膝状体
外侧膝状体

背内侧核
内髓板
前核
背外侧核
腹前核
腹外侧核
腹后外侧核
腹后内侧核 } 腹后核

背侧丘脑核团示意图

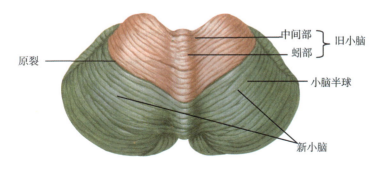

原裂

中间部 } 旧小脑
蚓部
小脑半球
新小脑

小 脑 外 形 上 面 观

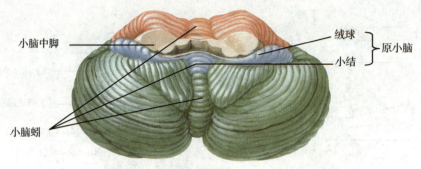

小脑中脚

绒球
小结 } 原小脑

小脑蚓

小脑外形下面观

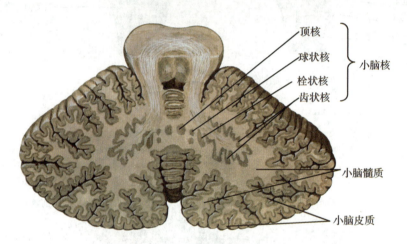

顶核
球状核
栓状核
齿状核 } 小脑核

小脑髓质

小脑皮质

小脑水平切面（示小脑核）

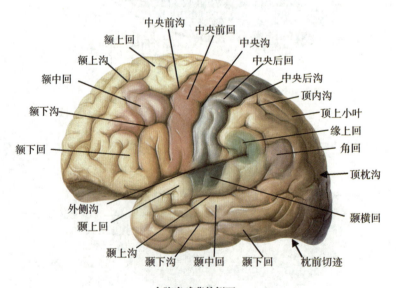

中央前沟
额上回
中央前回
额上沟
中央沟
额中回
中央后回
额下沟
中央后沟
顶内沟
额下回
顶上小叶
缘上回
角回
外侧沟
顶枕沟
颞上回
颞横回
颞上沟
颞下沟
颞中回
颞下回
枕前切迹

大脑半球背外侧面

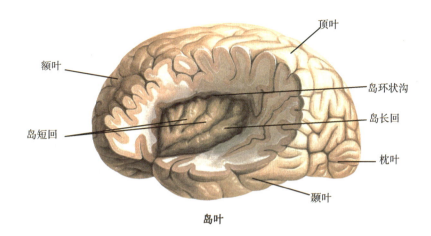

额叶
岛环状沟
岛长回
枕叶
岛短回
颞叶

岛叶

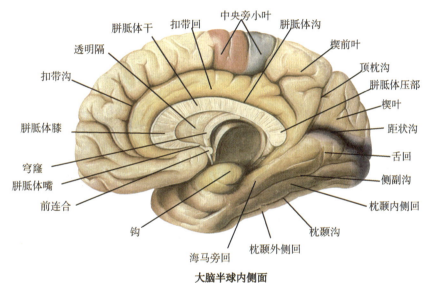

胼胝体干 扣带回 中央旁小叶 胼胝体沟
透明隔 楔前叶
扣带沟 顶枕沟
胼胝体压部
楔叶
胼胝体膝 距状沟
舌回
穹窿 侧副沟
胼胝体嘴 枕颞内侧回
前连合
枕颞沟
钩 枕颞外侧回
海马旁回

大脑半球内侧面

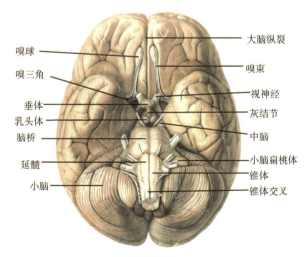

嗅球 大脑纵裂
嗅三角 嗅束
垂体 视神经
乳头体 灰结节
脑桥 中脑
延髓 小脑扁桃体
锥体
小脑 锥体交叉

脑下面观

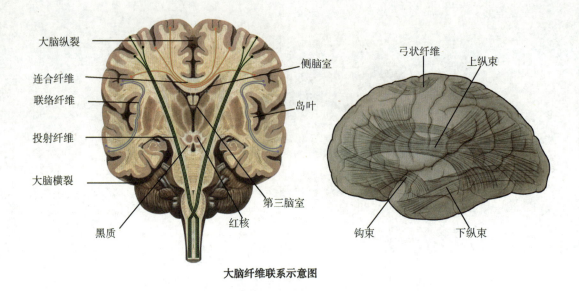

大脑纤维联系示意图

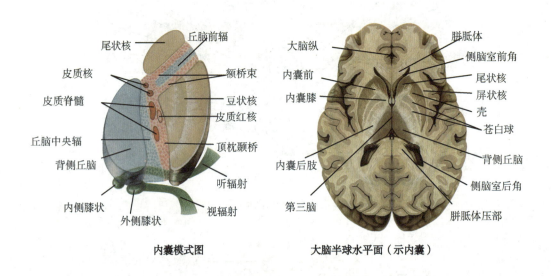

内囊模式图　　　　　　大脑半球水平面（示内囊）

（罗海燕）

脑和脊髓的被膜、血管及脑脊液循环

【实验目的】

1. 掌握脊髓被膜的结构特点，蛛网膜下隙和硬膜外隙的定义。
2. 掌握硬脑膜的结构特点。
3. 掌握脑室系统及脑脊液的产生和循环途径。
4. 掌握颈内动脉、椎动脉和基底动脉的行径及主要分支、分布，大脑动脉环的组成。

【实验材料】

1. 显示脑和脊髓被膜的标本；游离硬脑膜标本；脑血管标本；显示侧脑室的标本。
2. 脑室模型；脑和脊髓的被膜、血管及脑脊液循环挂图。

【注意事项】

1. 爱护标本，脊髓和脑表面的血管勿用镊子拉撕和夹持。
2. 标本与模型相结合。

【实验内容】

1. 结合脊髓被膜标本和模型观察　脊髓被膜由外向内包括**硬脊膜**、**脊髓蛛网膜**、**软脊膜**。

（1）**硬脊膜**厚而坚韧，上附枕骨大孔边缘，下达第 2 骶椎水平。硬脊膜与椎管内骨膜之间为**硬膜外隙**，与颅内不相通，内有脊神经根和椎内静脉丛通过。

（2）**脊髓蛛网膜**半透明，紧贴硬脊膜，与软脊膜之间为**蛛网膜下隙**，内含脑脊液，在脊髓下端扩大为**终池**，内有**马尾**。

（3）**软脊膜**紧贴脊髓表面并深入脊髓的沟裂中，富有血管。

2. 利用保留硬脑膜的头颅标本及保留脑蛛网膜、软脑膜的整脑标本观察

（1）**硬脑膜**　由颅骨内骨膜和硬膜合成，硬脑膜在颅盖处连接疏松，易剥离，在颅底处则与颅骨结合紧密。硬脑膜形成的结构有**大脑镰**、**小脑幕**。主要硬脑膜窦有**上矢状窦**、**下矢状窦**、**直窦**、**横窦**和**乙状窦**。

（2）**脑蛛网膜**　薄而透明，在上矢状窦附近形成许多蛛网膜颗粒，脑脊液经此渗入硬脑膜窦。脑蛛网膜与软脑膜间形成蛛网膜下隙。

（3）**软脑膜**　富有血管，紧贴脑表面并深入其沟裂中。

3.利用脑室铸型标本或模型、挂图观察脑室系统及脑脊液循环途径

（1）脑室系统包括**侧脑室、第三脑室**和**第四脑室**。

（2）**脑脊液**是一种无色透明液体充满脑室和蛛网膜下隙，由侧脑室、第三脑室和第四脑室脉络丛产生。脑脊液自侧脑室经室间孔流至第三脑室，再经中脑水管流入第四脑室，经第四脑室的正中孔和左右外侧孔流入蛛网膜下隙，经蛛网膜颗粒渗透到硬脑膜窦内，回流入血液中。

4.结合血管注色整脑标本、挂图及脑血管铸型标本观察颈内动脉、椎动脉和基底动脉的行径及主要分支、分布和大脑动脉环的组成。

（1）**颈内动脉**起自颈总动脉，经颈动脉管入颅，进入海绵窦。颈内动脉供血给大脑半球的前 2/3 和部分间脑。主要分支有：**眼动脉、大脑前动脉、大脑中动脉、后交通动脉**。

（2）**椎动脉**起自锁骨下动脉，穿第 6－1 颈椎横突孔，经枕骨大孔入颅，在脑桥下缘合成基底动脉。基底动脉供血给大脑半球后 1/3、部分间脑、脑干和小脑。基底动脉的主要分支有：**小脑下前动脉、脑桥动脉、大脑后动脉。**

③**大脑动脉环**（Willis 环）由两侧大脑前、后动脉的起始端、颈内动脉末端和前、后交通动脉相连而成。

【附图】

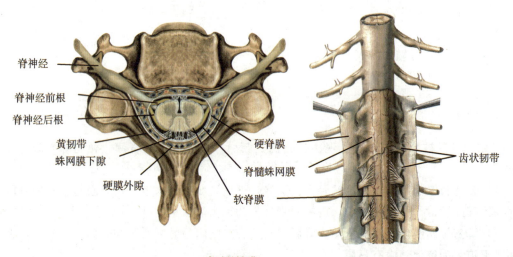

脊神经
脊神经前根
脊神经后根
黄韧带
蛛网膜下隙
硬膜外隙
硬脊膜
脊髓蛛网膜
软脊膜
齿状韧带

脊髓的被膜

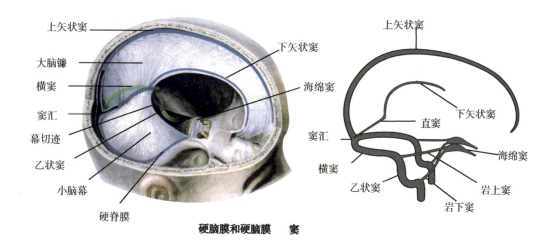

上矢状窦
大脑镰
横窦
窦汇
幕切迹
乙状窦
小脑幕
硬脊膜

下矢状窦
海绵窦

上矢状窦
下矢状窦
直窦
窦汇
横窦
乙状窦
海绵窦
岩上窦
岩下窦

硬脑膜和硬脑膜　窦

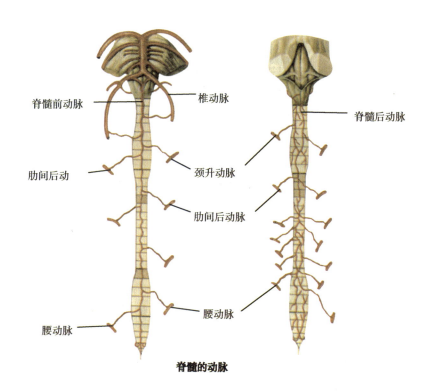

脊髓前动脉
肋间后动

椎动脉
颈升动脉
肋间后动脉

脊髓后动脉

腰动脉
腰动脉

脊髓的动脉

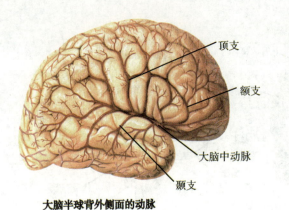

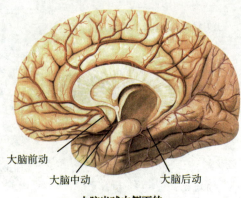

大脑半球背外侧面的动脉

顶支
额支
大脑中动脉
颞支

大脑半球内侧面的

大脑前动
大脑中动
大脑后动

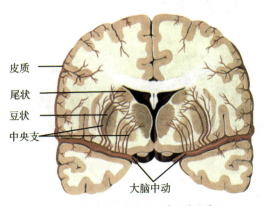

皮质
尾状
豆状
中央支

大脑中动

大脑中动脉的皮质支和中央支

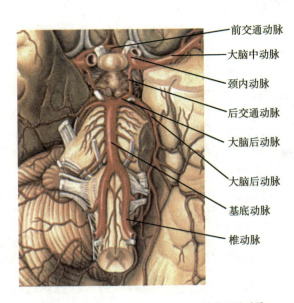

前交通动脉
大脑中动脉
颈内动脉
后交通动脉
大脑后动脉
大脑后动脉
基底动脉
椎动脉

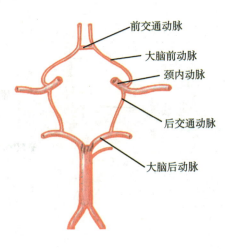

前交通动脉
大脑前动脉
颈内动脉
后交通动脉
大脑后动脉

脑底面的动脉

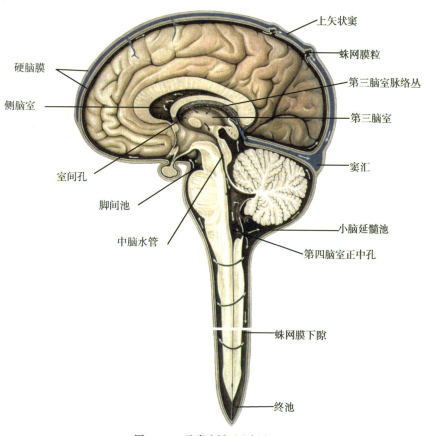

上矢状窦
蛛网膜粒
第三脑室脉络丛
第三脑室
窦汇
小脑延髓池
第四脑室正中孔
硬脑膜
侧脑室
室间孔
脚间池
中脑水管
蛛网膜下隙
终池

图 13-88 脑脊液循环示意图

（罗海燕）

脊神经

【实验目的】

1. 掌握脊神经的组成，了解其分支分布概况。
2. 掌握颈丛的组成、位置；掌握膈神经的行程与分布。
3. 掌握臂丛的组成、位置；掌握肌皮神经、正中神经、尺神经、桡神经、腋神经的行程与分布。
4. 掌握胸神经前支在胸腹壁的行程及分布概况。
5. 了解腰丛的组成、位置。掌握股神经的行程、主要分支与分布。
6. 了解骶丛的组成、位置。掌握坐骨神经及其主要分支的行程和分布。

【实验材料】

1. 脊髓和脊神经根标本；示颈丛、臂丛、腰丛和骶丛的游离标本；全尸标本（示膈神经、肋间神经和上下肢神经）。
2. 脊神经挂图与模型。

【注意事项】

1. 在学习上、下肢神经时，要复习上、下肢肌；观察全尸解剖标本时，要在原结构复位的基础上去理解。
2. 对较细的神经夹持时一定要轻，避免夹断。
3. 尸体和游离标本要注意保湿，避免小血管干枯后和神经不易区分。

【实验内容】

1. 在脊髓与颈椎横切面模型与脊髓被膜模型上观察脊神经的组成以及脊神经根的形态和出入脊髓的特点。
2. 在脊柱与脊髓、脊神经根的标本上观察
（1）**脊神经后根**由多根**根丝**分别穿入脊髓，在椎间孔附近，后根上有椭圆形膨大的**脊神经节**。
（2）细心地在脊神经后根的腹侧，找出**脊神经前根**，较细。
（3）脊神经由脊神经前、后根在椎间孔处合并而成。
（4）31对脊神经各自在椎管内的走行特点。

3. 在颈丛与臂丛的标本上观察

（1）**颈丛**的位置（胸锁乳突肌上部深面）及其组成。

（2）皮支的浅出部位（胸锁乳突肌后缘中点）与分布。

（3）**膈神经**的行程与分布。

4. 在颈丛与臂丛的标本上观察

（1）**臂丛**的位置（自斜角肌间隙至腋窝内）及其组成。

（2）查认臂丛各分支：**胸长神经、胸背神经、肌皮神经、正中神经、尺神经、桡神经与腋神经**的起始部位、行程与分布。

5. 在纵隔与胸、腹壁的标本上找出**胸神经前支**，观察其行程、分支与分布。

6. 在腰丛标本上观察

（1）**腰丛**的位置（腰大肌深面）及其组成。

（2）查认腰丛各分支：**髂腹下神经、髂腹股沟神经、股外侧皮神经、股神经和闭孔神经**的行程与分布。

（3）在股动脉的外侧找出股神经，观察股神经在盆部走行和穿至股部的部位。找出股神经发出的**隐神经**，观察其走行与分布。

7. 在骶丛标本上观察

（1）**骶丛**的位置（盆腔内、骶骨前面）及其组成。

（2）查认骶丛各分支：**臀上神经、臀下神经、股后皮神经、阴部神经与坐骨神经**的出盆部位、走行与分布。重点观察坐骨神经干出盆部位、走行以及胫神经和腓总神经的走行与分布。

【附图】

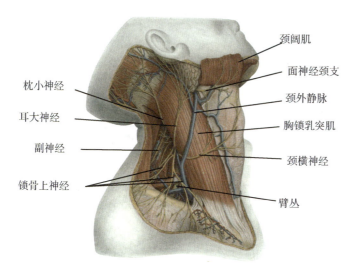

图 13-34 颈丛皮支

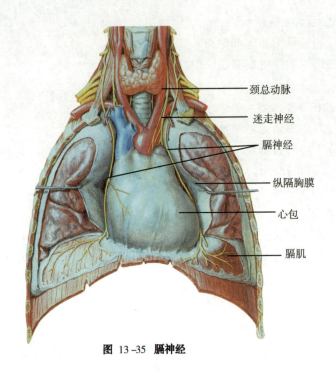

颈总动脉

迷走神经

膈神经

纵隔胸膜

心包

膈肌

图 13-35　膈神经

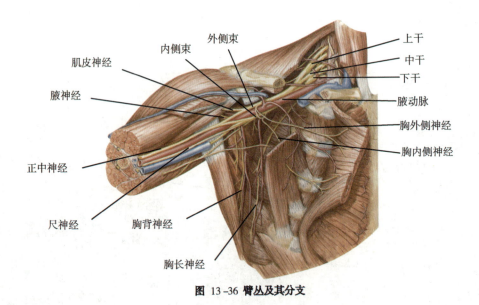

肌皮神经

腋神经

内侧束　外侧束

上干

中干

下干

腋动脉

胸外侧神经

胸内侧神经

正中神经

尺神经　胸背神经

胸长神经

图 13-36　臂丛及其分支

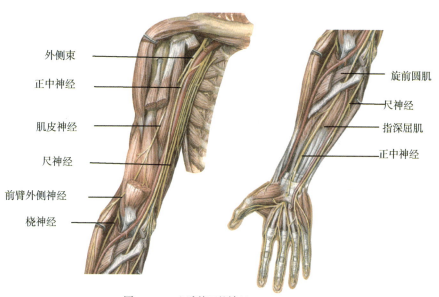

图 13 -37 上肢前面的神经

外侧束
正中神经
肌皮神经
尺神经
前臂外侧神经
桡神经

旋前圆肌
尺神经
指深屈肌
正中神经

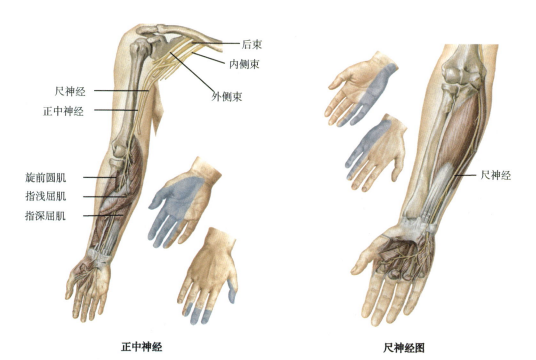

后束
内侧束
外侧束

尺神经
正中神经

旋前圆肌
指浅屈肌
指深屈肌

尺神经

正中神经

尺神经图

手部皮神经的分布

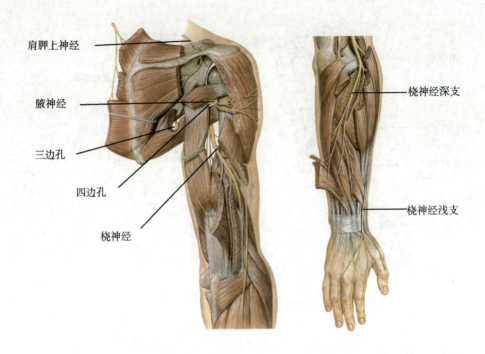

肩胛上神经

腋神经

三边孔

四边孔

桡神经

桡神经深支

桡神经浅支

上肢后面的神经

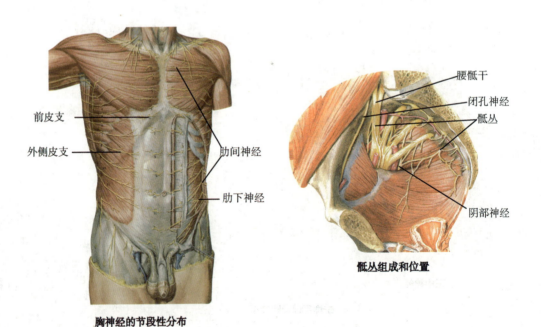

前皮支

外侧皮支

肋间神经

肋下神经

胸神经的节段性分布

腰骶干

闭孔神经

骶丛

阴部神经

骶丛组成和位置

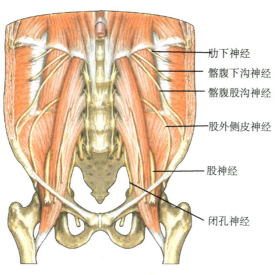

肋下神经
髂腹下沟神经
髂腹股沟神经
股外侧皮神经
股神经
闭孔神经

腰丛

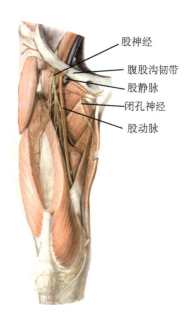

股神经
腹股沟韧带
股静脉
闭孔神经
股动脉

下肢前面的神经

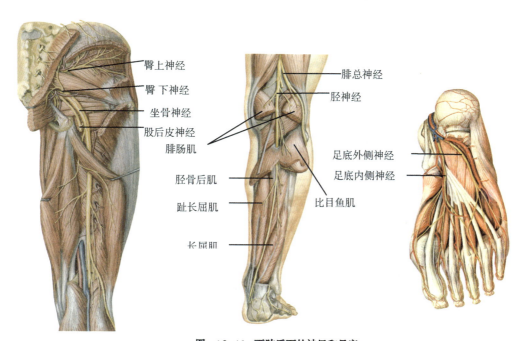

臀上神经
臀下神经
坐骨神经
股后皮神经
腓肠肌
胫骨后肌
趾长屈肌
长屈肌

腓总神经
胫神经

足底外侧神经
足底内侧神经
比目鱼肌

图 13-46 下肢后面的神经和足底

（潘开昌）

脑神经与内脏神经

【实验目的】

1. 掌握 12 对脑神经的连脑部位与进、出颅部位。
2. 了解嗅神经的分布。掌握视神经行径与纤维来源。
3. 掌握动眼神经、滑车神经和展神经的分布。
4. 掌握三叉神经的性质、纤维成分和三叉神经节的位置，掌握主要分支的进出颅部位和分布。
5. 了解面神经干的行径，掌握面神经的主要分支与分布。
6. 掌握前庭蜗神经、舌咽神经、副神经和舌下神经的行径与分布。
7. 掌握迷走神经的纤维成份、主干行径、分支与分布。
8. 掌握内脏神经系统的区分与分布。
9. 了解内脏运动神经的特点。掌握节前纤维和节后纤维的概念。
10. 掌握交感神经的组成以及交感干的位置、组成、分部。
11. 了解副交感神经组成与分布。
12. 了解内脏感觉神经的形态、结构与功能特点。了解牵涉痛的概念。

【实验材料】

1. 脑干与脑神经根标本；去眶上壁的眶内结构标本；三叉神经、面神经、迷走神经、舌咽神经、副神经和舌下神经游离标本；显示迷走神经和部分内脏神经的全尸标本。
2. 与上述标本相对应的模型；神经系统彩图。

【注意事项】

1. 在学习脑神经出颅部位，需要复习颅骨的颅底结构；观察全尸解剖标本时，要在原结构复位的基础上去理解。
2. 同一脑神经需在不同标本或模型上观察。
3. 脑神经较细，避免拉断，尸体和游离标本要注意保湿。

【实验内容】

1. 在颅底标本上找出十二对脑神经出颅部位。
2. 在脑标本与模型上找出十二对脑神经进、出脑的部位。

3. 在眼眶示内容物标本上观察第Ⅱ、Ⅲ、Ⅳ、Ⅴ₁、Ⅵ等诸脑神经的行程与分布。

4. 在三叉神经标本上观察

（1）**三叉神经节**的形态与位置。

（2）**海绵窦**的位置、穿行结构及其与垂体窝、蝶窦的关系。

（3）**眼神经、上颌神经**与**下颌神经**的走行、重要分支与分布。

5. 在颞骨标本与模型上观察**面神经**在颞骨内的行径、与鼓室的关系及其穿出部位。

6. 在头面部标本上找出面神经干、腮腺丛及其发出 5 组分支。注意腮腺丛各分支的走行方向与支配范围。

7. 在矢状面头颈标本上查认**舌咽神经、迷走神经、副神经**与**舌下神经**的行径与分布。

8. 在迷走神经标本上观察迷走神经干的行径、主要分支的位置与分布。

9. 在纵隔的标本与模型上观察：**胸交感干，椎旁神经节，灰、白交通支，内脏大、小神经**与**食管丛**。

10. 在脊柱与示交感干的标本上观察

（1）在脊柱两旁观察**交感干**（颈部、胸部、腰部与骶部）的组成与位置。

（2）在脊柱前方、腹主动脉脏支根部查认**椎前神经节**（腹腔神经节、主动脉肾节与肠系膜上、**下神经节**）的形态与位置。

11. 在头颈部标本结合模型或挂图观察副**交感神经**和**副交感神经节**。

12. 在矢状面盆部标本与模型上观察**腹下丛**与**盆丛**的位置。

【附图】

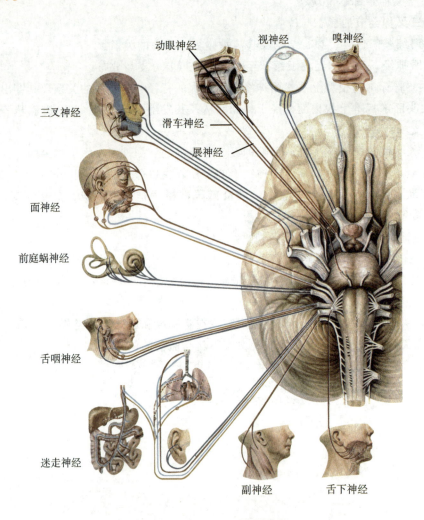

动眼神经　视神经　嗅神经
三叉神经
滑车神经
展神经
面神经
前庭蜗神经
舌咽神经
迷走神经
副神经　舌下神经

脑神经概观

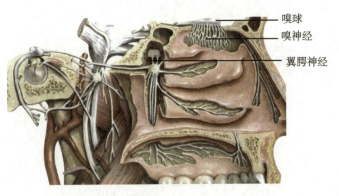

嗅球
嗅神经
翼腭神经

嗅神经

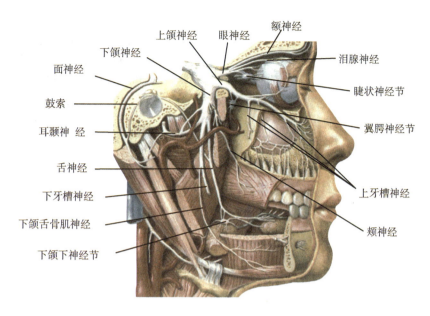

上颌神经　眼神经　额神经

下颌神经

面神经

鼓索

耳颞神　经

舌神经

下牙槽神经

下颌舌骨肌神经

下颌下神经节

泪腺神经

睫状神经节

翼腭神经节

上牙槽神经

颊神经

三叉神经及分支

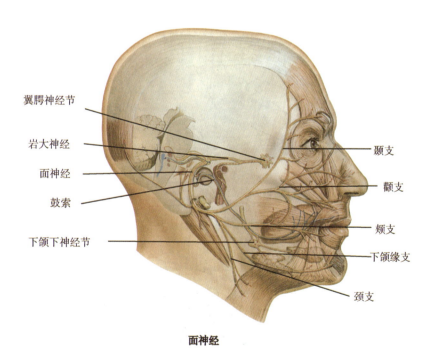

翼腭神经节

岩大神经

面神经

鼓索

下颌下神经节

颞支

颧支

颊支

下颌缘支

颈支

面神经

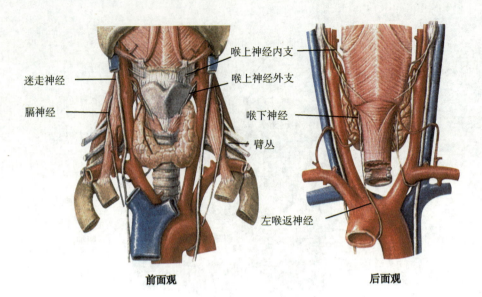

前面观   后面观

图 13-58 迷走神经及其分支

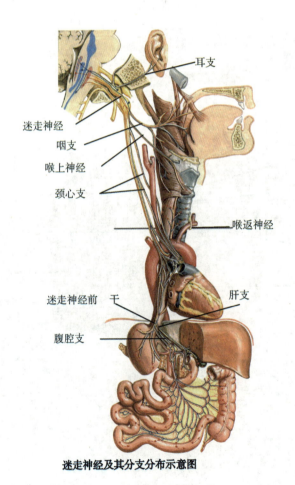

迷走神经及其分支分布示意图

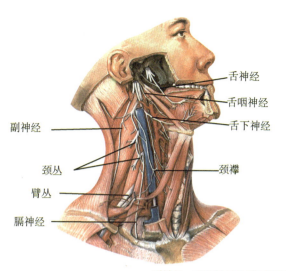

舌神经

舌咽神经

舌下神经

副神经

颈丛

臂丛

膈神经

颈襻

副神经、舌咽神经和舌下神经

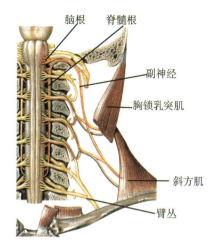

脑根　脊髓根

副神经

胸锁乳突肌

斜方肌

臂丛

（彭玉兰）

神经系统的传导通路

【实验目的】

1. 掌握躯干、四肢意识性本体感觉传导通路。
2. 掌握躯干、四肢痛、温觉、粗触觉传导通路和头面部痛、温觉通路。
3. 掌握视觉传导通路和瞳孔对光反射径路。
4. 掌握锥体系组成、走行和交叉部位。
5. 了解锥体外系的概念和功能。

【实验材料】

运动、感觉传导通路模型和挂图。

【注意事项】

1. 了解各传导通路模型水平切面所在的部位。
2. 了解各传导通路换元的位置及传导束交叉的部位。

【实验内容与方法】

结合传导通路普通模型、挂图，传导路多媒体教学软件观察。

1. 躯干、四肢意识性本体感觉和精细触觉传导通路

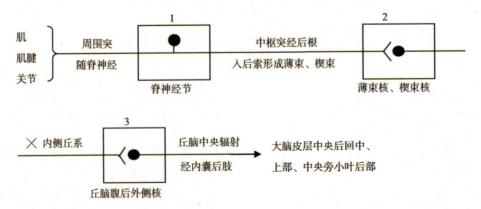

2. 躯干、四肢痛、温觉和粗触觉传导通路

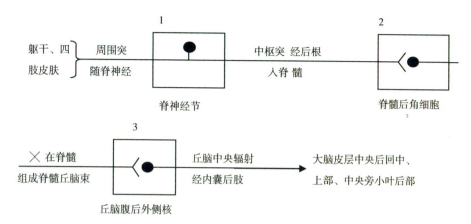

3. 头面部痛、温觉和触觉传导通路

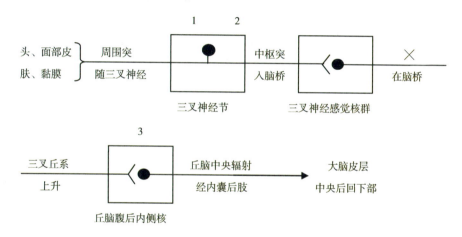

4. 视觉传导通路

（1）视觉通路：

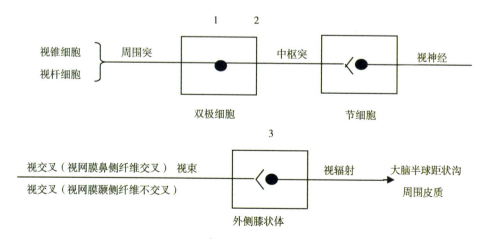

（2）瞳孔对光反射通路：

视网膜→视神经→视交叉→两侧视束→上丘臂→顶盖前区→两侧动眼神经副核→动眼神经→睫状神经节→节后纤维至瞳孔括约肌→两侧瞳孔缩小。

5. 锥体系

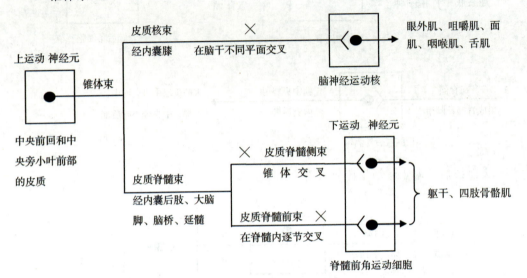

（胡兴竹）

组织学与胚胎学部分

绪论及显微镜的使用方法

【组织胚胎学实习目的及实验室规则】

《组织胚胎学》是一门医学基础课，还是一门形态学科，在教学中包括理论与实习两部分内容。实习的目的是观察切片标本，以达到理论结合实际，验证和巩固课堂讲授的理论知识，训练科学实验的基本技能，培养严格的科学作风以及分析问题解决问题的能力。通过实验课使同学们能熟练地使用光学显微镜，因此要求同学们必须认真做好实习。为了培养同学们爱护公物，遵守纪律，树立严格的科学态度，提高学习效果，希望同学们遵守下列制度：

1. 实习前必须复习好有关理论内容，预习实习指导，每次实验要带实验指导、课本、实验报告本和绘图用的彩笔。

2. 每次实验课必须穿上白大衣，不准穿拖鞋。

3. 按时上下课，不迟到，不早退。

4. 爱护显微镜，按操作规程使用，不得任意拆卸。

5. 爱护切片标本，每次实验结束后，应将标本交给带教教师，如有损坏或遗失，应立即报告实验老师，检查损失原因，填写损物登记，照价赔偿。

6. 有疑问时可与邻近同学小声讨论或请求老师解答，严禁大声喧哗或说笑打闹。

7. 要按时完成作业，上交实验报告。

8. 室内保持整洁，每次实习结束时指定的值日生应关好水、电、门窗，打扫好室内卫生再离开。

【显微镜的构造及其使用与保护】

一、普通显微镜由机械部分和光学部分构成

1. 机械部分：由镜座、镜臂、镜柱、标本夹、推片器、调焦器、镜筒、转换器、载物台等组成。

2. 光学部分：目镜、物镜（低倍、高倍、油镜）、反光镜、聚光器。

二、显微镜的使用方法

1. 低倍镜的使用方法

（1）安放显微镜，右手握镜臂，左手握镜座，放在自己桌子左前方。

（2）对光：先旋转粗调节器，将载物台略下降，再旋转物镜转换器，使低倍镜正对通光孔，听到一声轻响为止，然后将聚光器上升，开大光圈，左目对准目镜（有眼同时张开），左手打开电源开关，让光线逐渐增强，达到视野内光亮呈白色均匀为止，切忌光线过强损伤眼睛。

（3）安放玻片：取玻片标本，正面朝上（有盖玻片的一面或贴有标签的一面为正面），放于载物台上，用标本夹固定住，调节推片器使观察部分正对通光孔。

（4）调焦：双手同时握住粗调焦器，反向旋转使载物台升高距玻片 0.5cm 为止，然后用左眼从目镜观察，正向旋转粗调焦器，使载物台徐徐下降，直到物像出现，再用细调焦器，使之清晰。

（5）玻片的位置调节：直接利用推片器，将玻片前后左右移动，从而观察整个切片内容。

2. 高倍镜的使用方法：

高倍镜使用必须在调好低倍镜的基础上进行，用低倍镜找到物象后，从侧面注视，转换高倍镜观察，注意由于此时镜头离玻片非常近，只能使用细调焦器，而不可使用粗调焦器，以免损坏玻片或镜头。

如果在高倍镜下调节没有找到物象，则应回到低倍镜重新调节，调好后再转高倍镜。如反复调节都无法找到高倍镜下的物象时，需检查以下三点：①玻片是否放反；②高倍镜镜头是否干净；③细准焦螺旋是否松动。

3. 油镜的使用方法：

先在高倍镜下将需观察部分移动到视野中央，然后升高镜头，在观察位置滴上一滴香柏油，此后操作十分小心，先从侧面注视，用粗准焦器将油镜头慢慢下降浸入油滴，镜头与玻片刚好接触（注意不要压碎玻片），然后观察目镜，同时调节粗调焦器使载物台慢慢下降（不能脱离油滴），出现模糊图像为止，再换细调节器使之清晰，油镜使用完毕，必须用专用清洁剂滴在擦镜纸上，将镜头和玻片轻擦干净。

4. 显微镜放大倍数计算：

放大倍数＝目镜放大倍数×物镜放大倍数，如目镜为 10X，物镜为 10X 则＝$10 \times 10 =$

100 倍。

三、注意事项及显微镜的保护

显微镜是精密贵重仪器，希望同学们注意爱护，严守操作规程。

1、实验前后要检查各部零件是否齐备，如有缺损及时报告。

2、保持目镜、物镜清洁，如有不洁，可用擦镜纸擦，忌用毛巾或其他纸擦，以免损坏镜头。镜头不能取下，更不能互换镜头。

3、观察完毕，应将切片取下，关上电源开关。将物镜转成"八"字形，调节粗调焦器使镜头轻轻接触载物台，按编号放入盒内。

【组织学切片标本的制作原理及其制作过程】

（多媒体视频示教）

一、实验目的

介绍组织学常用的切片制作原理和步骤，以便同学们在实习时观察和分析实习标本，提高学习效果。

二、实验内容

石蜡切片，H－E 染色是组织学常用的切片制作方法之一，故以此为代表向同学们介绍其制作步骤：

1. 取材：以人的材料为最好，但来源较为困难，因此，多用动物如狗、猫、兔、鼠等材料代替，材料越新鲜越好，大小以 0.5cm 为宜。

2. 固定：动物组织离体后很快解体，且容易腐败变性，这些变化可能是细菌或其本身所含的各种酶的作用所致。所以取材后应立即将其固定，以停止其分析作用，尽可能保持原有结构及成分。固定液的种类很多，较常用的固定液有：

（1）醛剂：10％福尔马林、戊二醛等。

（2）重铬酸钾、过锰酸钾等。

（3）蛋白凝固剂：冰醋酸、甲醇、乙酸、氧化汞、苦味酸等。

固定剂有单用一种也有多种合用。视具体情况而定，一般以合用较好。

3. 流水冲洗：将固定好的组织块修整，用流水冲洗 24 小时，洗去多余的固定液，借以停止其固定作用，避免过度固定，影响制片效果。

4. 脱水：组织固定后经过水洗，组织块内含有水份，因此必须脱去组织块内的水份，才便于石蜡浸入。

常用的脱水剂为各种不同浓度的酒精，如在 70％、80％的酒精各 6－7 小时，再到 95％、100％的酒精中脱水 24 小时，逐渐去掉组织块内的水份，并为酒精所代替。

5. 透明：由于石蜡不溶于酒精而溶于二甲苯，因而用二甲苯置换酒精，以便浸蜡的进行。这时组织因不含水份而呈透明状。

6. **浸蜡**：组织块于脱水透明后，放在 52－58℃ 的已溶化的石蜡中数小时，使石蜡浸入组织内。

7. **包埋**：将已浸蜡的制作块，放入盛满溶化石蜡的容器内（特制的包埋框 纸盒），待冷凝后，组织块便包埋于石蜡中，具有一定硬度以便于切片。

8. **切片**：用切片机将组织蜡块切成薄片，常用标本切片的厚度为 7－8um。

9. **贴片**：将切片放入温水中使其展开，然后将其裱贴于涂有蛋白甘油的载玻片上，晾干或置温箱中烤干。

10. **染色**：染色的目的是使组织内的不同结构染成不同的颜色，以便于镜下观察，常用的 H－E 染色，步骤为：

（1）二甲苯中 10 分钟，用以脱去切片上的石蜡；（2）100％ 酒精 2 分钟，用以洗去二甲苯；

（3）95％ 酒精 2 分钟；（4）70％ 酒精 2 分钟；（5）蒸馏水洗 2 分钟；（6）苏木精（H）水溶液 15 分钟；（7）盐酸酒精分色数秒钟；（8）流水冲洗除去余酸；（9）蒸馏水洗；（10）伊红染液（E）2－3 分钟；（11）95％ 酒精分色，过两瓶各 5 分钟；（12）100％ 精酒两瓶，各 5 分钟；（13）二甲苯两瓶各 5 分钟。

11. **封片**：从二甲苯中取出后，滴加中性树胶，再覆以盖玻片晾干后即可使用，并可使切片标本长期保存。

【实习过程中注意事项】

一、在观察标本时，应先用低倍镜观察标本全貌，了解其特征，找出典型，然后按实习指导的要求仔细观察，不要无的放矢，浪费时间。

二、机体的各种器官和组织都是立体的，而显微镜下所见均是组织局部微薄的平面图象，由于同一物体在经过不同部份的切面时出现不同的形状，故在观察切片时，应联系理论，加强联系，建立立体概念，还需要一定的想象力。

三、根据教学大纲的要求，实习课内容分为实习和示教两部份。实习重点内容，要求同学们必须掌握，因此，要求结合实习指导，独立进行观察切片，并要以课堂讲述的理论内容相对照，以加深理解与记忆。示教部份是要求了解的内容，也要结合实习指导的有关部份，观察已摆好的示教显微镜来辩认各种组织的结构特点。

四、为了加强记忆并训练绘图技巧，每次实习课都规定了一定的作业（绘镜下组织结构图）。其具体要求如下：

1. **工具**：要求备有红、兰、黑铅笔各一支；绘图本、橡皮、小刀等。

2. **方法**：在观察好切片标本的基础上，要注意以下几点：

（1）选择典型部位：用低倍镜和高倍镜全部将切片标本观察完以后，选出能表示该组织或器官构造特点的部位。

（2）确定画面：选择好典型部位后，根据具体内容，估计画面的大小（内容复杂的要大一些反之则可小些）并确定画在图纸上的适当位置。

（3）绘图：先绘出大致轮廓、然后根据内容的微细结构、大小比例与形态位置，按一定顺序（如画上皮组织应由一侧开始，画管腔器官时应从腔面向外侧面；画实质性器官时，则应从表面向内部画），用不同的颜色画出一图，H—E染色的切片，细胞核用蓝铅笔画，细胞质用红铅笔画。

（4）注字：画好图后，要注意标注好内容，注字时要规则、整齐，一般朝右侧，用水平线，勿交叉，最好用钢笔或圆珠笔注，勿用红、蓝铅笔注字，以保持画面整洁。

（郭贵华）

细 胞 学

【实验目的】

通过观察切片标本及电镜照片，对细胞的结构特点形成完整清楚的概述，并能分辨各种细胞器。

【实习重点】

细胞器的结构特点。

【实验内容】

1. 脊神经节　猴脊神经节切片　HE 染色

观察：先在低倍镜下观察，可见胞体较大的神经节细胞，然后换高倍镜，仔细观察其结构。

（1）神经节细胞体较大，圆形或卵圆形。

（2）细胞质被伊红染成红色，在此染色方法下，细胞质内的细胞器与包含物均不能显示出来。

（3）细胞核大而圆，位于胞体中央，异染色质少，故苏木精染色着色淡，核内有一明显的核仁，染成紫蓝色。

（4）镜下神经节细胞的胞体大小不等，而且有的细胞内未见细胞核，有的虽有核但无核仁。

2. 用电镜图片结合幻灯片，观察细胞的亚显微结构。

（1）**细胞膜**

显示三层结构，内外两层厚约 25 埃主要成分是蛋白质。中间一层厚约 30 埃主要成分磷脂，这三层结构构成单位膜的一部份。

（2）**粗面内质网**

粗面内质网又名颗粒内质网，在电子显微镜下呈管状或扁囊状结构，有的末端扩大称为"池"，膜的胞质面附着有颗粒的核糖体，蛋白质即在此合成，新合成的蛋白质通过内质网的管道输送到高尔基复合体内。

（3）**滑面内质网**

滑面内质网又名非颗粒型内质网，在电镜下呈分枝的小管状，无核糖体附着，其功能在不同细胞里有所不同。

（4）**微管和微丝**

微管广泛存在于细胞质中的一种网状结构。它可构成象中心粒、纤毛、鞭毛等细胞器，微管的机能与细胞的运动，胞内物质的运输以及保持细胞的形态有关。微丝也分布于细胞质基质中，是一种实心结构，长短不一，常组成不规则的网络，其功能随不同的细胞而异。

（5）**线粒体**

在电镜下，线粒体为双层单位膜围成的，其内膜拆叠突入腔中，形成线粒体嵴，嵴与嵴之间称为嵴间腔。腔内充满线粒体基质。内外膜之间的腔称为膜间腔，嵴膜上还有很多与膜面相垂直的球形小体叫基粒或嵴球体。

（6）**高尔基复合体**

由 5—10 层排列紧密的扁囊构成。在扁囊的附近有小泡群以扁囊末端膨大而成的大泡。其功能与细胞内一些物质的积聚、加工和分泌颗粒的形成有关。

（7）**中心粒**

中心粒是由 9 束环状结构环列而成的短筒状小体，每束环状结构又由三个斜行排列的微管组成，类似风车的旋翼，故名中心粒小轮。它与细胞分裂时期中纺锤丝的排列方向和染色体的移动方向有关。

（8）**核糖体**

常常由信使核糖体核酸（mRNA）把几个或几十个核糖体连接在一起，称为多聚核糖体。游离于细胞中的游离核糖体。电镜下可见多聚核糖体呈菊花状或念珠状。核糖体是与蛋白质

合成有关的主要结构。

（9）**溶酶体**

由单位膜包围的卵圆形小体，形态、大小极不一致，按其形成过程大致可分为初级溶酶体和次级溶酶体。溶酶体内含有 30 多种水解酶，能溶解（消化）细胞内许多大分子物质（包括外源性的有害物质）和细胞内已经损坏或衰老的细胞器。因而它是细胞内极其重要的防御和保护的细胞器。

（10）**核膜和核孔**

核膜由二层单位膜构成，其外层膜表面附有核糖体颗粒，与粗面内质网相似，而且有的外层膜向外突出与细胞质中的内质网相连。因此可以认为它是包围该物质的一部份内质网。在核网膜上有相当数量的核孔，是细胞核与细胞质之间物质交换的孔道。

（11）**染色质**

在间期核中位于核膜内表面，有很多颗粒状的染色质。靠近核膜内缘有一些染色较深，大小不等的染色质颗粒，称异染色质。处于极度伸展和疏松状态，称常染色体，它常呈一种念珠状的结构。

（12）**核仁**

常位于靠近核膜的核质中，没有被膜，呈线网状或团块状，这种结构与核糖体颗粒形成有关。

【作业】

绘细胞的光镜结构图

【复习思考题】

1. 细胞都有哪些基本结构？在普通染色片内，是否都能看见？
2. 什么是单位膜？单位膜由哪些成分组成？
3. 什么是细胞器？有哪些细胞器？各有何功能？

（郭贵华）

上皮组织

【实验目的】

了解上皮组织的形态特点，掌握单层柱状上皮和复层扁平上皮的显微结构。

【实习重点】

重点为被覆上皮，要注意结合上皮组织的几个特点来辨认各种上皮。

【实验内容】

1. **单层立方上皮：甲状腺标本 HE 染色**

（1）**肉眼观察：**整个组织切片呈紫红色，为甲状腺腺泡。甲状腺外面包有一层结缔组织被膜。

（2）**低倍镜观察：**切片中可见许多大小不等呈圆形或卵圆形的泡状结构，为甲状腺滤泡，由单层立方上皮组成。滤泡中央可有染色粉红色的胶质，周围为一层紫蓝色的小点，此即单层立方上皮的细胞核。

（3）**高倍镜观察：**一般情况下甲状腺滤泡上皮细胞呈立方形，细胞界限清楚，细胞核大而圆，位于细胞中央，染成紫蓝色，胞质染色较浅，呈粉红色。（细胞随功能状况不同，亦可呈扁平或柱状）。

2. **单层柱状上皮　胆囊　标本 HE 染色**

（1）**肉眼观察：**为一中空性器官的一部分，出一条红线，在内腔表面有许多不规则的高低不平的突起。

（2）**低倍镜观察：**胆囊壁内表面呈波浪形高低不平的突起，突起的表面覆盖即为单层柱状上皮。换高倍镜观察。

（3）**高倍镜观察：**可见上皮细胞排列紧密细胞呈高柱状，细胞界限不清，细胞核卵圆形呈紫蓝色，位于细胞基底部，占细胞的 1/3 左右，与细胞长轴方向一致，细胞质粉红色。细胞游离面有一层着色较红的带状结构称纹状缘，细胞的基底面与结缔组织相连，和小肠相比，胆囊壁没有杯状细胞。

3. **复层扁平上皮　食管标本 HE 染色**

（1）**肉眼观察：**本片为食管的横断面，可见切片的内层染成紫蓝色，即为上皮。外层染成浅红色为肌层，中间不规则的空白处为食管腔。

（2）**低倍镜观察：**染色深的内侧放在视野下即为复层扁平上皮，可见上皮由多层细胞组成，细胞排列紧密，表层细胞染色较浅，基底部细胞染色较深。上皮的下面为染色较浅的结缔组织，结缔组织向上皮基底面突入，形成园锥形乳头，使上皮基底面呈波浪形。

（3）**高倍镜观察**：由上皮基底面往游离面逐一观察，可见深层1—2层呈立方形或低柱状的细胞，胞体较小，核圆或椭圆形，染成紫蓝色，位于细胞基部。细胞界限不清。该层细胞逐渐向表层推移，体积增大，呈多边形，胞质粉红色，胞核园形位于中央，细胞界限清楚。接近表层的细胞又逐渐变成扁平，细胞核也相应变扁，呈扁椭园形。

【示教内容】

1. **单层扁平上皮：大白鼠肠系膜铺片 镀银染色**

镜下观察：此法制成的标本，细胞核及细胞质均不着色，可见多边形的细胞染成浅黄色密集排列，细胞边缘锯齿状，染成深褐色（这是由于细胞间的粘合质被银处理后形成的），借以显示整个细胞的轮廓，细胞中央相当于核的部位，因未着色而呈现于一个圆形或椭圆形的亮区。

2. **变移上皮：膀胱（收缩状态）HE染色**

镜下观察：其底部为一层低柱状或立方形细胞，基膜不明显，但与表面大致平行，无结缔组织乳头伸入，此点可与复层扁平上皮相区别。中间细胞为多边形或梨形，表面细胞形态不一，有的略扁，有的呈立方形，一般较大，有的含有两个细胞核称为盖细胞。

3. **假复层纤毛柱状上皮 气管HE染色**

镜下观察：由于上皮由高矮不等的上皮细胞组成，附于基底膜上，因而细胞核的位置不在同一水平线上，且由于细胞界限不清楚，因而好似复层而实际是单层。柱状上皮伸达游离面，且有可摆动呈细丝状的纤毛，柱状细胞间有形如高脚酒杯状的杯状细胞，因胞质内含粘原颗粒被溶解故染成空泡状。

【作业】

绘单层柱状上皮（胆囊）镜下图（高倍）

【复习思考题】

1. 上皮组织的共同特点？
2. 说明假复层柱状纤毛上皮有何特点？
3. 组织切片如何确定上皮是单层还是复层？
4. 复层扁平上皮与变移上皮的区别？
5. 各类上皮的结构特点与功能的关系如何？
6. 上皮游离面有哪些特殊结构？
7. 什么是腺上皮？

（杨丽）

结缔组织（一）固有结缔组织

【实验目的】

通过各种类型结缔组织的切片观察，掌握结缔组织的结构特点。

【实习重点】

掌握疏松结缔组织的结构特点，识别各种纤维和细胞。

【实验内容】

1. **疏松结缔组织 兔肠系膜铺片标本 染色：活体注射胎盘兰加醛品红复**

（1）**肉眼观察**：为紫红色厚薄不一的组织。

（2）**低倍镜观察**：见许多纵横交错的线状结构，即为纤维，其中较粗的染为粉红色的是胶原纤维，细如发丝、卷曲染成紫蓝色的为弹性纤维，网状纤维在本染色法中不显示，纤维之间略带紫色的为结缔组织细胞，而空白未着色的间隙为基质所在处。选一铺片薄而均匀的视野换高倍镜观察。

（3）**高倍镜观察**：胶原纤维，数量多，粉红色，粗细不等的索状结构，交叉排列，有的较直有的呈波浪形。弹性纤维，混夹在胶原纤维之间，染成紫蓝色，细如发丝，也交叉成网，有的极度卷曲。

巨噬细胞：（组织细胞）形态多样，圆形、椭圆形不规则形细胞，表面有短而粗的突起称伪足，核小，胞质嗜酸性，电镜下胞质内有溶酶体，吞饮小泡等。功能：①变形运动②吞噬功能③参与免疫应答的调节作用④合成和分泌溶菌酶、干扰素、补体等。本铺片可见巨噬细胞胞质内有吞噬的大小不等、分布不均的紫蓝色胎盘兰颗粒，此即为该细胞的特点，常以此与其它细胞作鉴别。

肥大细胞：成群分布于小血管周围。圆形、卵圆形，核小而圆，胞质丰富，充满粗大的异染颗粒，被碱性染料染成紫红色。颗粒内含肝素（抗凝血作用）、白三烯、组织胺、慢反应物。功能：参与过敏反应。肥大细胞胞质颗粒呈紫红色粗大、均匀。细胞形态规则，呈圆形或椭圆形。以此和巨噬细胞作鉴别。

成纤维细胞：细胞扁平多突起，胞核大，椭圆形，色浅，核仁明显，胞质弱嗜碱性。功能：合成纤维和基质，促进伤口愈合。合成胶原纤维的过程需补充蛋白质及维生素 C 等。本铺片只能见成纤维细胞的胞核，胞质形态不明显，核呈浅紫蓝色。

浆细胞：胞体圆形、卵圆形，核偏于一侧，核异染色质附于核膜边缘，呈辐射状排列，核仁明显，细胞质丰富，嗜碱性。胞质内大量粗面内质网、游离核糖体，合成免疫球蛋白（Ig）即抗体。本铺片不显示浆细胞。

2. 成纤维细胞 鸡胚组织培养铺片 HE 染色

（1）**低倍镜观察**：见培养向四周生长的大量成纤维细胞。

（2）**高倍镜观察**：可见细胞扁平有尖锐的突起，核卵圆形，染色质少，核仁明显，此为活跃的成纤维细胞。

【示教内容】

1. 肥大细胞（中性红染色）

镜下观察：细胞胞体大，呈圆形或椭圆形，常沿血管成群分布，核小儿圆，着色浅。胞质内充满粗大而密集的紫红色的颗粒。

2. **网状组织 淋巴结（银染）**

镜下观察：镜下为黑褐色线状结构即是网状纤维。网状纤维粗细不等，相互交织成网，网眼中有染色的细胞核，为网状细胞或淋巴细胞的细胞核，二者不易区分。

【作业】

绘疏松结缔组织铺片

【复习思考题】

1. 结缔组织的共同特点？
2. 疏松结缔组织由哪些成分组成？
3. 什么是分子筛？
4. 比较成纤维细胞和组织细胞的形态结构和功能。
5. 肥大细胞的形态结构和功能。

（杨丽）

结缔组织（二）软骨、骨组织

【实验目的】

通过观察透萌软骨的结构：掌握三种软骨的结构特点。

【实习重点】

鉴别三种软骨、长骨干密质骨的结构特点。

【实验内容】

1. **透明软骨　（气管　HE染色）**

（1）**肉眼观察**：气管的横切面为圆形状，其中有"C"形染成兰色的半环，即透明软骨。

（2）**低倍镜观察**：软骨的表面有致密的结缔组织构成软骨膜，软骨细胞大小不一，核紫蓝色，散布于基质中的腔隙即软骨陷窝中。基质为淡蓝色的均质，由于纤维和基质的折光性相同，所以看不到胶原纤维。

（3）**高倍镜观察**：从软骨表面向深面观察，可见近软骨的细胞较小，呈扁平或椭园形，单独存在。深面的细胞变圆，常成群存在，常看到2－5个细胞成群分布，即同源细胞群。外包嗜碱性较强的软骨囊，在制片过程中，软骨细胞收缩，因此在软骨细胞与基质间显示出明显的空即软骨陷窝。

2. **骨磨片 人长骨横断面　镀银法。**

（1）**肉眼观察**：黄色小块

（2）**倍镜观察**：骨磨片较一般切片为厚。而且厚薄不均匀，观察时应选取较薄处进行观察。标本内有许多同心园结构，即骨单位（哈佛斯系统）。充填在骨单位之间的一些不规则的骨板，称间骨板。在骨的最外面，有数层环绕骨干并与骨干表面平行排列为外环骨板。因磨片容易脱落故标本内不易见。环绕骨髓腔面而平行排列的骨板为内环骨板，但不甚完整，此片中未见该结构。

（3）**高倍镜观察**：骨板成层排列，骨板间或骨板内有许多黑色长椭园形结构即骨陷窝，为骨细胞体所在。从骨陷窝处辐射伸出细长的小管为骨小管，此为骨细胞的突起所在处。相邻骨陷窝之间的骨小管可互相通连。

【作业】

　　绘骨磨片结构图

【复习题复习思考题】

　　1. 软骨组织的结构特点，三种软骨的异同？

　　2. 软骨膜是何组织？：它的存在有何功能意义？

　　3. 骨组织的结构特点？

　　4. 名词解释
　　①同源细胞群　　②软骨陷窝　　③骨陷窝　　④哈佛氏系统

（杨丽）

结缔组织（三）血液

【实验目的】

认识血液的有形成分。

【实习重点】

掌握各种血细胞的形态结构，正常值及生理功能。

【实验内容】

人血液涂片　瑞氏染色

1. **肉眼观察**：为一片染色紫红的血膜。

2. **低倍镜观察**：选择薄而均匀的部位观察，可见大量粉红色圆点即为红细胞，其间散在有少量染成蓝色的小点，即为白细胞的细胞核。

3. **高倍镜观察**：主要观察红细胞和各种白细胞及血小板。

（1）**红细胞**：数量多，胞体小，染成桔红色，中央染色浅，周围染色深，因为红细胞呈双面凹圆盘形，成熟红细胞无细胞核和细胞器，胞质内充满大量血红蛋白，能运输 O_2 和 CO_2。正常值：RBC　　男：$4.5-5.5\times10^{12}/L$　女：$3.5-4.5\times10^{12}/L$

　　　　　　　　HB　　男：$120-150/L$　　　　女：$100-130/L$

（2）**中性粒细胞**：是白细胞中数量最多的一种，占白细胞总数的 $50-70\%$，细胞呈圆形，核染成紫蓝色，核呈杆状或分叶状，一般 2—3 叶，以 3 叶居多，胞质粉红色，内含许多细小而发布均匀的浅红色中性颗粒，电镜下可分两种：①特殊颗粒占 80%，内含碱性磷酸酶、溶菌酶、吞噬素有**杀菌作用**。②嗜天青颗粒占 20%，含水解酶。中性粒细胞对机体有保护、防御作用。

（3）**嗜酸性粒细胞**：数量少，占白细胞总数的 $0.5-3\%$，不易找到，该细胞呈圆形较中性粒细胞稍大，核一般多为两叶，胞质中充满大小一致，发布均匀，染成桔红色的圆形粗大的嗜酸性颗粒，含有组胺酶，能灭活组织胺**减轻过敏反应**。

（4）**嗜碱性粒细胞**：数量较少，占白细胞总数的 $0-1\%$，很难找到，该细胞较中性粒细胞稍小，核形状不规则，染色浅，常被细胞中的嗜碱性颗粒所遮盖，胞质内含有大量大小不等，分布不均匀的染成紫蓝色颗粒，颗粒内含肝素、组织胺，肝素有抗凝血作用，嗜碱性粒细胞**参与机体过敏反应**。

（5）**淋巴细胞**：数量较多，占白细胞总数 $20-30\%$，胞体大小不一，小淋巴细胞与红细胞大小相似，核圆形或豆形，一侧有小凹陷，染成紫蓝色，胞质较少，大淋巴细胞体积较大，核染色较浅，染色质比较疏松，胞质数量较多。淋巴细胞**参与机体免疫反应**。

（6）**单核细胞**：占白细胞总数的 $3-8\%$，是血液中最大的细胞，细胞核为肾形、马蹄形或椭圆形，核染色质疏松，着色浅，胞质丰富，染成灰蓝色，常见细小的嗜天青颗粒。单核细胞具有吞噬功能，**参与机体免疫应答**。

（7）**血小板**：是骨髓中巨核细胞落下来的胞质小块，直径约为 $2-4um$ 在血涂片标本上，血小板涂呈多边形，其中央有染成紫红色的颗粒区，周围部染成浅蓝色称透明区，三五成群。血小板无细胞核，但有一些细胞器，正常值：$100-300\times10^9/L$。功能：**凝血、止血**。当血小板减少到 $100\times10^9/L$ 时，引起皮下出血，临床上称血小板减少性紫癜。

【作业】

绘各种血细胞结构图。

【复习思考题】

1. 血液的组成？
2. 红细胞的形态及功能？
3. 白细胞的分类依据、各种白细胞的形态特点及功能？
4. 血小板的形态与功能？

（杨丽）

肌肉组织

【实验目的】

掌握三种肌肉的结构特点，并在镜下辩认各种肌肉的纵、横切面的形态结构。

【实习重点】

本次实习重点为骨骼肌，要结合课堂讲授的理论，认真理解肌纤维，肌原纤维和肌节的概念。比较心肌、骨骼肌的结构异同点。

【实验内容】

1. 平滑肌　小肠　HE 染色

（1）**肉眼观察**：可见空肠外围染成粉红色的就是平滑肌的所在部位。

（2）**低倍镜观察**：找到染成粉红色的平滑肌层，可见平滑肌排列两层，内层为环行排列的平滑肌细胞被纵切，外层为纵行的平滑肌细胞被横切。

（3）**镜观察**：先看纵切面，找到肌纤维较疏松的部位观察，肌纤维呈长梭形，两端尖细，中部较宽，胞质染成红色，肌原纤维看不清，胞核呈椭园形或杆状，位于细胞中央。可见肌纤维间有少量的结缔组织，将视野移到外层，观察平滑肌横切面，横切面的肌纤维呈粗细不等的圆形或不规则形，在较粗的横断面上，因切到细胞中央膨大的部分，可见有染成蓝色的细胞核，有的未切到细胞核。

2. 骨骼肌 HE 染色

（1）**肉眼观察**：标本外观不规则，呈红色的是骨骼肌纵切面，另一侧园形的结构，呈红色为骨骼肌的横切面。

（2）**低倍镜观察**：可见许多骨骼肌纵、横断面，纵切面的骨骼肌纤维呈带状，由很多条纵行骨骼肌纤维平行排列构成。横切面的骨骼肌纤维为大小不规则的红色块状，由多条肌纤维的横断面构成。肌纤维间有少量的结缔组织。

（3）**高倍镜观察**：先看纵切面，选择一条界限清楚的肌纤维进行观察。可见肌浆染成红色，肌纤维内可见纵行排列的肌原纤维。每条肌纤维都有多个纵行排列的椭园形细胞核。位于细胞边缘，靠近肌膜，观察时要注意区别肌细胞核和成纤维细胞核。成纤维细胞核一般较狭小，两端尖，染色深，位于纤维之外。稍下移聚光器，使视野稍暗，便可见细线状的骨骼肌的横纹与肌纤维的长轴垂直，稍旋转微调节，横纹更易见，可见着色深的区域即暗带及着色浅的区域明带（明、暗带如何形成？）观察横切面、肌纤维呈圆形或多边形、大小不等，胞核位于肌纤维的边缘，肌浆中许多染红色的小园点即肌原纤维的横断面，肌纤维间有少量的结缔组织为肌内膜，许多肌纤维集合成束，外围包绕着的结缔组织为肌束膜，一块肌肉外所包的结缔组织构成肌外膜。

3. 心肌　特染

（1）肉眼观察：标本外呈长方形，染成红色。

（2）低倍镜观察：纵切面上可见肌纤维呈长条状有分枝，彼此吻合成网，横切面上肌纤维呈圆形或不规则形。

（3）高倍镜观察：纵切面上可见细胞核呈圆形或椭圆形位于肌纤维中央，染成紫蓝色，一般只有一个核，肌浆丰富，肌纤维有横纹，但不如骨骼肌横纹明显，在肌纤维的一定距离上，肌纤维相连处，可见有染色较深的呈阶梯状的横线，此即闰盘，闰盘线条比横纹粗，这是其心肌特有结构。横切面上可见肌纤维呈不规则圆形，切到细胞核则位于肌纤维的中央。核周围肌原纤维较少，故染色较浅，周围的肌原纤维排列较密故染色较深。

【示教内容】

心肌闰盘：镜下见肌纤维相连处，可见染色较深的横线。

【作业】

绘骨骼肌纵横切面图（高倍）

【复习思考题】

1. 肌肉组织有哪几种？有何共同特点？比较它们在光镜下的主要区别。
2. 描述骨骼肌纤维在光镜和电镜下的结构？
3. 试比较心肌纤维与骨骼肌纤维异同。
4. 说明肌肉、肌纤维及肌原纤维的相互关系。
5. 名词解释：①肌节 ②闰盘 ③三联体

（杨丽）

神经组织

【实验目的】

掌握神经元的形态，结构及神经纤维的分类和有髓神经纤维形态结构，了解神经末梢和神经胶质细胞。

【实习重点】

神经元和神经纤维是本次实习的重点，以脊髓前角运动神经元为例，掌握多极神经元的形态结构，掌握有髓神经纤维的形态特点。

【实验内容】

1. **神经元　脊髓横切　HE 染色**

（1）**肉眼观察**：为脊髓横切面，椭圆形，中部可见染色较深，呈蝴蝶状的为灰质，灰质周围染色浅的为白质，灰质腹侧较膨大处为脊髓前角。

（2）**低倍镜观察**：找到脊髓前角，在前角内可见少数体积较大，多突起的细胞，即前角运动神经元，其余小而圆形的紫色点都是神经胶质细胞的核。

（3）**高倍镜观察**：神经元内有一个大而圆核，着色浅呈空泡状，核仁明显，核膜清楚。胞质内含大小不等的紫蓝色块状物即尼氏体（嗜染质）。尼氏体除分布于细胞体外，亦见于树突内。但在轴突及轴突根部（轴突起于胞体的部分）即在轴丘处无尼氏体存在。神经元的轴突和树突，由于没有切到，往往看不见或只看到根部。

2. **神经原纤维 脊髓横切 镀银染色**

（1）**肉眼观察**：为脊髓的横切面，椭圆形，染色较深为灰质，色浅为白质。

（2）**低倍镜观察**：找到脊髓前角，在其中有许多棕黑色的细胞为多极神经元，选择一个突起较多的而又切到细胞核（核染色浅黄色）的多极神经元进行观察。

（3）**高倍镜观察**：神经元核圆而大，染色较浅，呈空泡状，中央有 1－2 个棕黑色小点为核仁，细胞周围发出的许多突起，称树突（有一个或多个）和轴突（只有一个），此片上常不能区别树突和轴突。为什么？有些神经元往往看不见突起，为什么？调节显微镜细调焦器，可见神经元胞质内有许多细小的神经原纤维束，染成棕黑色，交织成网，伸入突起的神经原纤维，则与突起的长轴平行排列。在神经元的附近可看到许多较小而染色深的细胞核，即神经胶质细胞核。

3. **有髓神经纤维　坐骨神经纵、横切片 HE 染色**

（1）**肉眼观察**：切片上条状的为纵切面，园形的为横切面。

（2）**低倍镜观察**：纵切面上可见神经纤维成束、平行排列。横切面上的神经纤维呈圆形。中央紫红色的线条状成分为轴索，包绕轴索间染色较浅的网架为髓鞘，是由雪旺氏细胞的细胞膜呈同心圆包卷轴索而成。髓鞘外周为神经膜，即雪旺氏细胞膜。

（3）**高倍镜观察**：每一条神经纤维中央染成紫红色索状结构为轴索，其两侧呈粉红色的细线条为神经膜细胞形成的神经膜，紧挨神经膜有椭圆形紫色的细胞核，即神经膜细胞核。轴索与神经膜之间的染色较浅的网状结构即髓鞘，因在制片过程中髓磷酯已被溶解，仅遗留了一些神经角蛋白的网，每隔一段距离神经膜向内凹陷。深达轴索形如"藕节"，即神经纤维节（郎飞氏结）。两个神经纤维节之间的部分为一个神经膜细胞包绕轴突形成称节间体。

【示教内容】

运动终板　鼠肋间肌撕片　镀银染色

镜下所见桔红色或蓝色的条状物即骨骼肌纤维。神经纤维染成黑褐色，末端形成爪状分支，并膨大呈杵状，贴附于肌膜上，组成运动终板。

【作业】

绘神经元形态结构图。

【复习思考题】

1. 试述神经组织的组成
2. 试述神经元的基本结构
3. 神经元如何分类？
4. 名词解释：①神经纤维　②神经原纤维　③神经突触　④神经末梢

（杨丽）

循环系统

【目的要求】

1. 掌握中动脉、中静脉、毛细血管结构特点。
2. 熟悉大动脉、小动脉、小静脉、心壁的结构特点。
3. 了解大静脉、小淋巴管及蒲肯野纤维的结构特点。

【实习重点】

中动脉结构特点。

【实习内容】

1. 中动脉、中静脉 HE 染色

肉眼观察： 片中有两个彼此伴行血管断面，其中一个管壁厚、染色红，腔较圆而规则者为中动脉；另一个壁薄、染色较浅，管腔较大而略扁者为中静脉。

镜下观察：（低倍配合高倍镜观察）。

中动脉： 从腔面起依次向外观察各层。（1）**内膜：** 由内向外可分三层：最内层为内皮，是单层扁平，常仅见胞核，多为梭形或卵圆形，可突向管腔；内皮外为内皮下层，系一薄层结缔组织，不易看清；再外为内弹性膜，呈红色发亮的波浪状结构，是内膜和中膜的分界。由于内皮下层极薄，以致内弹性膜好象直接贴在内皮之下。（2）**中膜：** 主要由多层环行平滑肌排列而成，平滑肌细胞核呈杆状，染成紫蓝色，有的因肌纤维收缩胞核螺旋扭曲，肌纤维间有染成亮红色、折光性强、弯曲的弹力纤维，胶原纤维细，着色浅不易分清。（3）**外膜：** 主要由疏松结缔组织组成，内含营养性小血管及神经束断面，排列散乱，与周围结缔组织分界不明显。与中膜交界处，有密集的弹性纤维或弹性膜，切片见为染红色折光性强，不规则的小块或条状的断面，称外弹性膜。

以中动脉壁的三层典型结构在低倍镜和高倍镜下比较观察中静脉。

中静脉： 管壁较伴行的中动脉薄，也分三层但无明显分界。外膜厚，中膜次之，内膜很薄，内外弹性膜不明显。

2. 大动脉 HE 染色

内膜薄，中膜最厚，主要由红色发亮的条状或弯曲波浪状物即弹性膜组成，弹性膜之间有环行排列平滑肌及少量胶原纤维和弹力纤维，外膜有较多营养血管，内外弹性膜于中膜与内外膜交界处，不明显，并与中膜的弹性膜借弹力纤维相连，故管壁三层无明显分界。

3. 心脏 HE 染色

肉眼观察：标本凹凸不平的一面为心内膜，中间很厚染色深的是心肌膜，其外染色淡的一薄层为心外膜。

镜下观察：

（1）**心内膜：**较薄，表面衬一层内皮，内皮外为薄层结缔组织构成的内皮下层，再外为心内膜下层，为疏松结缔组织，其内含有血管、神经和束细胞（蒲肯野纤维），较心肌纤维粗大，胞质着色浅，核位于中央，可有双核，横纹不明显。

（2）**心肌膜：**最厚，染色深，由纵、横、斜不同断面的心肌纤维组成，（由于心肌纤维呈螺旋状排列）。

（3）**心外膜：**由结缔组织和间皮组成，内有血管、神经、淋巴管及脂肪细胞。

在心肌层心肌纤维间的的结缔组织内可找到管壁仅由一层内皮组成，管腔仅能容纳1－2个红细胞的小管的纵、横切面，此即毛细血管。

【示教内容】

1. **大动脉 弹力染色**

低倍镜下观察血管壁中弹性纤维染为黑色注意弹力纤维的分布。

2. **小动脉、小静脉及小淋巴管 HE 染色**

镜下显示小动脉管壁较厚，管腔较小，规则，管壁可分三层，中膜厚为数层环行平滑肌，内皮细胞核常变形突向管腔，较大的小动脉可见内弹性膜，较小动脉，内外弹性膜均消失。小静脉：常较伴行的小动脉的管径粗、管腔较大、管壁较薄，形态不规则，常盛有血细胞，管壁由内皮，1－2层环行平滑肌和薄层结缔组织组成。小淋巴管：与小血管比较，管壁最薄，管腔较大而不规则，腔内无血细胞，可见染粉红色的淋巴，管壁由少量结缔组织和内皮组成，无或有少量不连续平滑肌。

3. **大静脉：HE 染色**

镜下显示管壁也分三层，无明显分界，内膜薄，可见内皮和内皮下层，中膜不发达，主要为结缔组织及环行平滑肌，排列分散，外膜最厚，含有大量纵行平滑肌束，并含有小血管及神经等。

【作业】

绘中动脉、中静脉的镜下结构图。

【复习思考题】

1. 简要比较连续型有孔型毛细血管结构异同。
2. 名词解释：
①蒲肯野纤维 ②肌性动脉 ③弹性动脉

（王健）

消化系统——消化管

【目的要求】

1. 掌握消化管的一般结构，胃、小肠结构。
2. 熟悉食管、结肠的结构。

【实习重点】

胃、小肠粘膜层结构特点。

【实习内容】

1. **食道 HE 染色**

肉眼观察：管腔不规则，腔面为粘膜，浅红色为粘膜下层，向外为染色较红肌层，外膜几乎看不见。

镜下观察：由内向外可分四层：

（1）**粘膜层**：①上皮为未角化复层上皮；②固有膜：细密结缔组织；③粘膜肌：纵行平滑肌。

（2）**粘膜下层**：疏松结缔组织，内含血管、神经，有的可见粘液性的食管腺。

（3）**肌层**：内环外纵，注意观察肌纤维有几种，据肌纤维类型说明此标本为食管哪一段？

（4）**外膜**：薄层结缔组织。

2. **胃　HE 染色**

肉眼观察：一条状组织，凹凸不平染紫蓝色的部分为粘膜，染红色为肌层，两者间染色浅的部分为粘膜下层，明确浆膜位置。

低倍镜观察：重点观察粘膜层

（1）**粘膜层**：从内向外可分三层

上皮：单层柱状上皮，无杯状细胞，上皮凹陷形成胃小凹，上皮排列整齐，细胞游离端充满粘原颗粒染色浅，呈透明状，核位细胞基部。

固有层：胃小凹底平面以外，充满大量管状胃底腺，结缔组织很少，胃底腺开口于胃小凹，腔小不易分辨，其由浅至深可分为颈、体、底三部。

粘膜肌：很薄平滑肌，排列呈内环外纵。

（2）**粘膜下层**：疏松结缔组织，含较大血管，淋巴管，能否见到粘膜下神经丛？

（3）**肌层**：较厚，为内斜中环外纵的平滑肌。

（4）**浆膜**：薄层结缔组织，外有间皮覆盖。

观察：注意观察胃底腺的细胞。

壁细胞：分布披肝沥胆的颈、体部，细胞较大的卵圆形或三角形，胞质嗜酸性染成红色，核圆位细胞中央。

主细胞：数目多，分布腺的体、底部，细胞呈柱状，胞质含酶原颗粒，于机体死后不易保存，故切片中胞质常呈空泡状，仅基部为嗜碱性染紫蓝色，核圆，位基部。

颈粘液细胞：量少，位于腺颈部，细胞呈柱状，胞质着色浅，核扁圆位于基部。内分泌细胞，未分化细胞在 HE 染色切片中不易分辨。

3. **小肠**：空肠横切 HE 染色

肉眼观察：内面染紫蓝色的部分为粘膜，外面染部分是肌层，仔细观察粘膜向肠腔许多纤细的蓝色条状突起即小肠绒毛，另外还可见局部粘膜及粘膜下层凸向肠腔形成皱襞。

镜下观察：由内向外，先观察粘膜

（1）**粘膜**：由内向外分三层：

①上皮：单层柱状上皮，期间夹有杯状细胞。

②固有层：结缔组织，富含毛细血管、淋巴管、神经、淋巴细胞、浆细胞、巨噬细胞，其中充满由上皮下陷形成的肠腺，为单管腺，圆形中空者为腺的横切面，可见几种细胞？有时在固有层内见到孤立淋巴小结（回肠可见到集合淋巴小结）。

上皮及固有层共同突向肠腔形成的指状结构即绒毛，呈团块状是绒毛的横切面，与肠腺比较，有何特点？在绒毛固有层的中央，可见腔较大的中央乳糜管，管周有平等排列的纵行平滑肌束。

③粘膜肌：内环外纵薄层平滑肌。

（2）**粘膜下层**：疏松结缔组织，含血管、神经（十二指肠可见到粘液性十二指肠腺）

（3）**肌层**：内环外纵两层平滑肌，仔细观察两层肌之间的结缔组织内找细胞较大，胞质染色浅紫，核大且呈空泡状，核仁及核膜明显的神经细胞（肌间神经丛）。

（4）**浆膜**。

【示教内容】

1. **结肠**：HE 染色

粘膜有皱襞无绒毛，上皮单层柱状，杯状细胞多，固有层内有大量粗而直的大肠腺，可见较多弥散淋巴组织或淋巴小结，并可深入粘膜下层，肌层的外纵骨集合成三条结肠带。

2. **潘氏细胞**：小肠切片，示位于肠腺底部的潘氏细胞。

【作业】

绘胃底粘膜层镜下结构图。

【复习思考题】

1. 试述消化管壁的一般结构特点。
2. 列表说明消化管各段在结构上的异同。
3. 试述小肠吸收和分泌的结构基础。
4. 名词解释：①皱襞　②绒毛　③纹状缘 ④分泌性免疫系统。

（王健）

消化系统——消化腺

【目的要求】

1. 掌握肝脏、胰腺的组织结构。
2. 通过颌下腺观察、了解唾液腺结构。

【实习重点】

肝小叶、门管区

【实习内容】

1. 颌下腺　HE 染色

肉眼观察： 标本呈许多不规则的紫红色小块。

镜下观察： 先观察腺泡，腺细胞有两种：

①浆液细胞：量多，细胞呈锥形，核圆位基部，顶部胞质见嗜酸性分泌颗粒。

②粘液细胞：较少，细胞锥形或高柱状，胞质染蓝色或呈空网状，核扁圆位基部。

常见粘液腺泡表面有几个浆液细胞，呈兰月附着，称半月。再观察导管，由小至大为闰管、纹状管、小叶间导管、总导管。闰管位小叶内，较短，管壁为单层扁平或立方上皮。纹状管位小叶内，管壁上皮为单层柱状，胞质嗜酸性强，核圆形位细胞游离端，小叶间有导管上皮为单层高柱状。

2. 胰腺　HE 染色

肉眼观察： 许多紫红色小块。

低倍镜观察： 外周薄的结缔组织被膜，伸入实质将腺分为若干小叶，小叶内有许多紫红色的细胞团即浆液腺泡（胰外分泌部），小叶间结缔组织少，内有血管、导管、淋巴管和神经，小叶内可见散在于外分泌部之间的一些较大，染色较浅的细胞群，即胰岛（胰内分泌部）。

高倍镜观察：

①腺泡：由锥体形浆液细胞组成，核圆位基部，胞质顶部含嗜酸性染的酶原颗粒，挽扶基部嗜碱性，腺泡腔小，不规则，腔面常见几个染色很浅，扁平或立方形细胞，即泡心细胞。

②导管：小导管壁为单层扁平或立方上皮，大导管单层柱状。

③胰岛：染色浅大小不等、形态不一的团状结构，周围有少量结缔组织与腺泡隔开，胰岛细胞呈团或索排列，HE 染色不易区分细胞种类，细胞团索间可见丰富的毛细血管。

3. **肝脏　HE 染色**

肉眼观察：染色红色处为肝实质，染色浅的地方为门管区。

低倍镜观察：先在肝实质中寻找中央静脉，一般为圆形或不规则圆形，腔较大，其四周有呈放射状排列的肝细胞索，索间空隙为肝血窦；由中央静脉沿肝细胞索向四周观察，可找到几处结缔组织较多的地方，内含三种并行的管道，即门管区；小叶结缔组织中，可见一种单独存在的管壁薄，腔大的静脉，即小叶下静脉。结缔组织很少，因而相邻肝小叶分界不清。

高倍镜观察：重点观察肝小叶

（1）肝小叶：

①中央静脉：大小不等圆形或不规则圆形，管壁薄，由内皮及少量结缔组织组成，不完整，有缺口，与肝血窦相通。

②肝细胞索：由肝细胞单行排列构成，（立体为单层肝细胞板），肝细胞大，呈多边形，胞质染红色，核圆，位于中央染色浅，可见核仁，不少细胞有双核，肝细胞索互相分支吻合交织成网。

③肝血窦：腔较大，粗细不均，窦壁内皮细胞组成，血窦腔内除血细胞外，可见体积较大，形态不规则，具有细胞突起，核多为卵圆形，染色较浅的细胞，为肝巨噬细胞（枯否 Kupffer 细胞）。

（2）门管区：肝小叶之间的结缔组织内，有三种较大管道断面。

①小叶间静脉：腔大、壁薄，开关不规则。

②小叶间动脉：管腔小，内皮外围以平滑肌为主，壁厚而圆。

③小叶间胆管：由单层立方或单层柱状上皮构成，外围以薄层结缔组织。

【示教内容】

肝胆小管：镀银染色
位于肝细胞间，很细，染棕黑色，互相连续吻合成网。

【作业】

绘肝小叶及门管区镜下结构图。

【复习思考题】

1. 试述肝脏的组织结构特点。
2. 试述胰腺内的结构及功能。
3. 肝的血循环和胆汁排出途径是怎样的？
4. 名词解释：
①半月　②肝小叶　③窦周隙　④门管区

（王健）

呼吸系统

【目的要求】

1. 掌握肺的组织结构。
2. 了解气管的组织结构。

【实习重点】

肺的组织结构。

【实习内容】

1. 气管　HE 染色

肉眼观察：管状结构，腔内面染紫蓝色为粘膜层，其外染色浅的为粘膜下层，再外为外膜，由染红色的结缔组织及一"C"形染蓝色的透明软骨环组成。

低倍镜观察：由内向外观察

（1）粘膜层：上皮为假复层纤毛柱状，基膜明显，固有层细密结缔组织，内含大量纵行的弹性纤维（呈横断面）及丰富血管、神经、淋巴组织。

（2）粘膜下层：疏松结缔组织，内有浆液腺泡和粘液腺泡组成的混合腺。

（3）外膜：内含"C"形透明软骨外，环之缺口处，能见到横行或斜行平滑肌束及混合腺。

2. 肺　HE 染色

肉眼观察：标本呈细网状，网眼中夹有大小不等的管道断面。

低倍镜观察：切片可见大量壁薄，大小不一，开关不规则的腔腺，即呼吸部。另有一些管壁较厚，具有明显柱状上皮的管腔为肺内各级支气管，伴行小动脉（肺动脉分枝），肺静脉的属支单独走行于肺间质。

高倍镜观察：依次观察肺导气部和呼吸部

（1）导气部：

①小支气管：管腔最大，管壁最厚，具有透明软骨片，粘膜上皮假复层纤毛柱状，固有层薄，富含弹性纤维，不完整的环行排列平滑肌束。粘膜下层腺体较少；外膜软骨呈片状。

②细支气管：管腔较小，壁较薄，腔面上皮为假复层纤毛柱状，杯状细胞、混合腺及软骨片大多消失，外周环行平滑肌束相对增多。

③终末细支气管：腔更小，壁更薄，粘膜常呈现很多皱襞，上皮为单层纤毛柱状，平滑肌增多，形成完整环行平滑肌层，无杯状细胞、腺体和软骨片等。

（2）呼吸部：

①呼吸性细支气管：管壁由单层纤毛柱状上皮移行为不具纤毛的单层柱状或立方上皮，外有平滑肌，管壁不完整，其缺口处通入肺泡或肺泡囊。

②肺泡管：腔较大而长，管壁上有肺泡和肺泡囊开口。看不到完整管壁，只见其轮廓，肺泡或肺泡囊开口边缘部形成结节状膨大，该处表面为单层立方或单层扁平上皮，上皮下结缔组织内含少量平滑肌。

③肺泡囊：数个肺泡共同开口的管腔。

④肺泡：大小不等，开关不规则的空泡状结构，壁很薄，上皮为单层扁平上皮，在肺泡表面可见呈多边形，胞质染色浅，核卵圆的Ⅱ型肺泡细胞。

⑤肺泡隔：相邻肺泡间结缔组织，富含毛细血管，弹性纤维，成纤维细胞。另外在肺泡隔结缔组织或肺泡内可见较大而形态不规则的吞噬细胞，胞质内有被吞噬的黑色颗粒。

【示教内容】

1. 肺切片（弹力染色）
显示肺泡隔的弹性纤维，为棕黑色的线条状。

2. 肺动脉灌注肺切片
显示肺泡隔毛细血管网。

【作业】

绘肺组织镜下结构图

【复习思考题】

1. 各级支气管结构变化有何规律？显微镜下如何区别？
2. 试述肺呼吸部各部的结构特点。
3. 结合功能试说明肺血循环的结构特点。
4. 名词解释：
气血屏障

（王健）

泌尿系统

【目的要求】

1. 掌握肾的组织结构
2. 了解膀胱、输尿管的组织结构。

【实习重点】

仔细观察肾小体，肾小管各段的结构特征，分布位置。

【实习内容】

1. 肾　HE 染色

肉眼观察：标本稍圆凸的边缘部染色较深呈紫红色为皮质，皮质深面染色较浅呈倒三角形的结构为肾髓质。

低倍镜观察：被覆于表面为由致密结缔组织构成的被膜，被膜以下，可见大小不等形状不一的细管断面和散在公布呈球形的肾小体，髓放线在皮质内呈纵行管道束；髓质内无肾小体，主要为肾单位袢和集合小管断面。

高倍镜观察：

（1）皮质：

①肾小体：由血管球和肾小囊组成。

紫色细胞团主要是血管球，由袢状毛细血管蟠曲而成，毛细血管外覆以肾小囊的脏层细胞，光镜下不易区分，肾小囊分内层和外层，内外两层之间的空隙为肾小囊腔。外层为单层扁平上皮。在肾小体的血管极可见入、出球小动脉的断面。

②近端小管曲部：断面数目多，粗，腔狭小不规则，上皮细胞呈锥形，细胞分界不清，胞质强嗜酸性染为红色，核圆居基部，细胞游离面可见染红色条状物即刷状缘。

③远端小管曲部：与近曲小管相比，管的断面数目少，较细、管腔大，腔面整齐，壁上皮单层立方，细胞分界也不清，胞质染色浅红色，核圆，靠近腔面。

仔细寻找在靠近肾小体血管极的远曲小管断面，靠近肾小体一侧的上皮细胞变高，排列紧密整齐，胞质染色浅，核近游离端，即为致密斑。

④髓放线：由近端小管直部，远端小管直部，集合小管组成，前两者结构与近曲小管，远曲小管结构相似。

（2）髓质

①细段：管径较小，管壁由单层扁平上皮组成，与毛细血管相似，但上皮细胞胞质较毛细血管的多一些，核大些，界限较清楚，腔内无血细胞。

②近、远端小管直部：与近、远曲小管结构相似。

③集合小管：管径粗，壁由单层立方或低柱状上皮构成，细胞境界清楚，胞质清明。

2. **膀胱　HE 染色**

镜下观察：膀胱壁由内向外分三层

（1）粘膜：上皮为变移上皮，固有层含纤维较多的结缔组织。

（2）肌层：较厚平滑肌，肌纤维交错排列不易分辨内纵、中环、外纵三层

（3）外膜：结缔组织。

3. **输尿管　HE 染色**

镜下观察：管壁也分三层，粘膜上皮是变移上皮，固有层含大量纤细的纤维，粘膜层纵行突向腔内形成许多纵行皱襞，致使腔呈星形，肌层平滑肌，外膜结缔组织。

【作业】

绘肾皮质内肾小体、近曲小管、远曲小管镜下结构图。

【复习思考题】

1. 试述肾单位的结构及分布。

2. 试比较肾近曲小管与远曲小管的显微结构与超微结构

3. 名词解释：

①滤过膜　②球旁复合体　③致密斑

（王健）

免疫系统

【目的要求】

1. 掌握淋巴结和脾的结构
2. 了解胸腺的结构特点

【实习重点】

淋巴结及脾的结构

【实习内容】

1. 淋巴结　标本 HE 染色

肉眼观察：标本为一椭圆形实质性器官，表面染成浅红色的薄层为被膜，内部为实质，周围部分着深紫蓝色，见一团团结构，是皮质；中央部分着色浅，为髓质。

低倍镜观察：

（1）被膜由致密结缔组织构成，伸入实质内构成支持结构，切片上可见不规则的不相连续的红色索状结构，即为小梁的不同断面，在被膜内及其外的结缔组织内，可见输入淋巴管；有的切片，淋巴结的一侧凹陷，由较多结缔组织，其中可见血管，输出淋巴管及神经束。

（2）皮质内有许多密集成团的淋巴组织为淋巴小结，中央染色浅区域为生发中心，小结之间及小结与髓质相加处有弥散的淋巴组织为副皮质区（又称胸腺依赖区）；髓质内淋巴细胞密集排列成条索状淋巴组织，粗细不一，形状不规则，称为髓索。在被膜下，小梁周围以及髓索之间，染色稍浅，细胞结构疏散的区域为淋巴窦。

高倍镜观察：

（1）淋巴小结：中央着色浅，细胞排列疏松，主要为大中淋巴细胞，这些细胞胞质多，弱嗜碱性，胞核大，色浅，核仁明显，有一些可见有丝分裂相，周围部分由小淋巴细胞构成，核小、色深。

（2）副皮质区主要为弥散分布的小淋巴细胞（T 细胞），该处可见毛细血管后微静脉，内皮细胞呈低立方状，腔内含较多淋巴细胞。

（3）髓索以 B 淋巴细胞为主，可见浆细胞。

（4）淋巴窦：窦壁由扁平的内皮细胞构成，窦内可见网状细胞有突起，彼此连接成网，胞核较大，胞质淡红色，可见少量分散的淋巴细胞。此外可见胞体较大，呈圆形或卵圆形，胞核较小，胞质呈嗜酸性的巨噬细胞。

2. 脾　标本号　HE 染色

肉眼观察：呈三角形实质性器官，大部分染成红紫色，是红髓，其中有许多染成紫蓝色小团或索状结构，是密集的淋巴组织为白髓。

镜下观察：

（1）被膜：为一层较厚的致密结缔组织，内含平滑肌，被膜伸入实质形成小梁，其内有小梁动静脉（实质中较致密的不同形状的红色结构即为脾小梁）。

（2）白髓：深紫蓝色，主要由密集的淋巴组织构成，沿中央及分支分布，有两种形态，一种是动脉周围淋巴鞘：中央为中央动脉，周围以 T 淋巴细胞为主的淋巴组织，由于走向不一，可见各种断面，无生发中心，属脾的胸腺依赖区。另一种是脾小结：位于某些动脉周围淋巴鞘的一侧，结构同淋巴结的淋巴小结，中央动脉呈偏心位置。

（3）边缘区：位于红白髓交界处，淋巴组织较疏松。

（4）红髓：充满于白髓之间，主要由脾索和脾窦组成，内含大量红细胞、淋巴细胞、巨噬细胞、浆细胞及其树突状细胞，密集排列成不规则的条索状。脾窦位于脾索之间，腔不规则，内皮细胞呈长杆状，胞核常凸向腔内，数个内皮细胞核称单行排列围成窦壁。

【示教内容】

胸腺　标本号　HE 染色

镜下观察：

外周大部分可见薄层结缔组织被膜，被膜伸入实质将胸腺分成许多不完全分隔的胸腺小叶，小叶周边染色深为皮质，可见由密集的淋巴细胞和少量胸腺上皮细胞组成，染色很深的小点为淋巴细胞核，染色较浅的为胸腺上皮细胞核。小叶深部染色浅为髓质，皮质不完全包被髓质，相邻小叶髓质彼此相连续，髓质内淋巴细胞较少，胸腺上皮细胞较多且形态多样，在髓质内还可见大小不等染成浅红色，由数层扁平的胸腺上皮细胞作同心圆围成的圆形结构为胸腺小体（为胸腺髓质特征性结构），小体外层的细胞可见呈新月形的胞核，中心的细胞常退化，结构不清。

【作业】

绘淋巴结的镜下结构图。

【复习思考题】

1. 淋巴结和脾脏在结构上、机能上有何异同？在显微镜下如何区别？
2. 试述淋巴液在淋巴结的循环途径。
3. 名词解释：①单核吞噬细胞系统　②生发中心

（陈凤军）

内分泌系统

【目的要求】

1. 掌握甲状腺、肾上腺、垂体的组织结构
2. 了解甲状旁腺的结构特点。

【实习重点】

甲状腺、肾上腺皮质各带、垂体圆侧部神经部的结构特点。

【实习内容】

1. 甲状腺　甲状旁腺　HE 染色

肉眼观察：标本中被染成粉红色团块的为甲状腺，其一侧一小部分被染成紫蓝色的为甲状旁腺。

低倍镜观察：外包结缔组织构成的被膜，腺实质由大量含粉红色均质性胶质的甲状腺滤泡和滤泡间富含毛细血管的结缔组织构成，为甲状腺；其一侧可见外包结缔组织被膜，由许多排列成索或团块状细胞，其间含丰富毛细血管及少量结缔组织，为甲状旁腺。

高倍镜观察：甲状腺滤泡壁为单层立方上皮，核呈圆形，位于细胞中央（滤泡细胞随功能状态的不同而呈低柱状、立方状或扁平状）。腔内含粉红色胶状质，靠近上皮细胞游离面的胶状质，有时可见许多小空泡。在滤泡上皮细胞间有时可见胞体较大、胞核较大呈圆形，着色浅，胞质明亮的滤泡旁细胞。滤泡间结缔组织富含毛细血管，并能见滤泡旁细胞。

甲状旁腺：由主细胞和嗜酸性细胞构成，主细胞量多，呈圆形或多边形，核大而圆，胞质染色浅；嗜酸性细胞，量少，胞体大，胞质染成红色，核相对较小而染色深。

2. 肾上腺　HE 染色

肉眼观察：标本中间染色浅区域为髓质，周围染色深的区域为皮质。

低倍镜观察：皮质外包结缔组织被膜，皮质由外向内依次分为三个带：球状带细胞小，排列成团或祥，核染色深，胞质弱嗜酸性；束状带细胞排列成束，胞质染色浅；网状带细胞排列成索并相互交错连接成网，胞质染色红。腺中央色浅或带棕黄色为髓质，内含许多较大血管。

高倍镜观察：皮质球状带细胞圆形或矮柱状，胞质弱嗜酸性，核圆染色较深；束状带细胞多。边形，胞质因脂滴被溶解呈网状或空泡状，染色淡，细胞束间有血窦；网状带细

胞较小着色深，细胞吻合成网，网眼间有血窦和少量结缔组织。

髓质大多数细胞较大，呈多边形，界限不清，排列成团，核较大，圆形染色较浅，胞质有棕黄色颗粒（嗜细胞）。细胞团索间有结缔组织核血窦。

3. 垂体　标本 HE 染色

肉眼观察：标本染成红色处为远侧部，染成淡红色处为神经部，二者之间的狭窄部分为中间部（有的标本未切到）

镜下观察：表面为结缔组织被膜，先观察远侧部，可见细胞排列呈团索状，腺细胞间有丰富的血窦。根据胞质着色不同将细胞分为三种：

（1）嗜酸性细胞：量较多，胞体较大，圆形或多边形，核圆，胞质染成红色，主要分布在远侧部周边。

（2）嗜碱性细胞：量较少，胞体呈圆形、卵圆形、多边形，胞质染成蓝色或紫红色。

（3）嫌色细胞：数量最多，胞体最小，胞质染色很淡，核圆，细胞界限不清。

神经部：由大量淡红色的无髓神经纤维、神经胶质细胞核富含毛细血管的少量结缔组织组成，神经胶质有垂体细胞，只见胞核，圆形或椭圆形，胞质不清，仔细观察，还可见大小不等被染成粉红色的均质状团块，即赫令体。

【作业】

绘甲状腺滤泡的镜下组织结构图。

【复习思考题】

1. 内分泌器官在结构上具有哪些结构特点？
2. 试述分泌类固醇激素的细胞结构特点。
3. 名称解释：①赫令体　②弥散神经内分泌系统（DNES）③APUD 细胞

（陈凤军）

感觉器官

【目的要求】

1. 掌握表皮与真皮的组织结构。
2. 了解皮下组织、汗腺、皮脂腺和毛发的结构。

【实习重点】

表皮的组织结构。

【实习内容】

1. 手指皮　HE 染色

肉眼观察：标本呈弧形，分三个部分：凸面浅分为染红色，其深面为紫色区域，这两部分组成表皮；表皮为角化复层扁平上皮，表皮与真皮交界处起伏不平，从表皮往深层观察各层结构。

表皮：由外向内依次可为：

（1）角化层：很厚，细胞角化染成红色，呈均质状，看不到胞核，有时可见汗腺导管穿行，在切片上表现为一串间断的小管横断面。

（2）透明层：呈均质状态发亮的红色窄带。

（3）颗粒层：有 2－3 层扁平上皮细胞，核小，细胞质内含很多深蓝色的透明角质颗粒。

（4）棘层：一般有 5－10 层，此层细胞从深面向浅面推移时，细胞逐渐变大并呈多边形，浅面细胞变成扁平，核呈圆形，胞质较丰富，弱嗜碱性。

（5）基底层：位于基膜上，为一层立方或低柱状细胞，排列整齐，核卵圆，胞质较少，呈嗜碱性。

真皮：不规则致密结缔组织，由浅至深分为乳头层和网状层，两者互相称行，无明显分界。

（1）乳头层：结缔组织较细密，表面向表皮呈乳头状突起嵌入，其突入表皮的部分称乳头，含丰富的毛细血管和神经末梢。

（2）网状层：由走向不同的较粗大的结缔组织纤维交织而成，内有较大血管，神经束，汗腺导管纵横断面。

皮下组织：位于真皮的深面，由疏松结缔组织和脂肪组织构成，有较大血管，神经束，汗腺的分泌部和导管等。

2. **头皮** HE **染色**

头皮的表皮与真皮都较薄，层次无手指皮明显，重点观察皮肤的附属结构：

（1）毛发及毛囊：

镜下观察：染为棕黑色的毛发可分露出皮肤外面的毛干核埋于皮肤及皮下的毛根两部分。毛根外包由上皮组织和结缔组织形成的鞘状结构，为毛囊，毛根与毛囊的基部相融合膨大呈球状（毛球），富含神经、血管的结缔组织从底面突入形成一隆起结构，称毛乳头，周围细胞密集染色深，该处细胞分裂增生。毛发的一侧皮脂腺下方可见一束平滑肌纤维为立毛肌，其一端附于毛囊，另一端附于真皮浅部的结缔组织内。

（2）皮脂腺：在毛囊的一侧，为较大的染淡红色的囊泡状细胞团，分泌部周围细胞小，染色深叫基细胞，中心细胞大，多边形，胞质呈网状，染色浅，核小居中央，借短的复层扁平上皮导管通入毛囊。

（3）汗腺：在网状层核皮下组织内见成堆的管状结构，有的管腔部明显，细胞高为单层，胞质染色浅，为汗腺分泌部，另一种管腔清楚，细胞低2—3层，染色较深者为汗腺导管部。

【**作业**】

绘手指皮表皮的镜下组织结构图。

【**复习思考题**】

1. 在镜下如何区别手指皮和头皮？
2. 试述皮肤附属结构的组织结构。

（陈凤军）

生殖系统——男性生殖系统

【目的要求】

1. 掌握睾丸的一般结构，生精小管核间质细胞的结构特征。
2. 了解附睾、输精管的结构特点。

【实习重点】

睾丸生精小管的组织结构。

【实习内容】

1. 睾丸　HE 染色

肉眼观察： 为睾丸的一部分，圆突的一侧染为红色，为致密结缔组织组成的白膜，白膜内为生精小管的不同断面。

低倍镜观察： 表面为致密结缔组织白膜，睾丸实质内有大量大小不等、形态不一、管壁为复层上皮的生精小管，上皮外有一薄层基膜，基膜外是胶原纤维和具有平滑肌细胞特征的长扁平细胞，即类肌细胞。生精小管间填充疏松结缔组织，其内可找到单个或成群的间质细胞。

高倍镜观察： 生精小管的复层上皮由两类细胞组成。

（1）**支持细胞：** 高锥体形，由基膜直达管腔，细胞边界不清，胞质染成浅红色，核椭圆形、三角形或不规则形，核仁明显，细胞游离端常含有紫色小粒，是嵌入的精子头。

（2）**生精细胞：** 为大小不得的圆形细胞，嵌入支持细胞之间，从基膜至腔面排列成多层，依次为：

①**精原细胞：** 紧贴基膜，体积较小，呈圆形或椭圆形，核圆染色较浅。

②**初级精母细胞：** 位于精原细胞内侧，胞体大而圆，胞质染色浅，核大并常见分裂相（呈丝球状）。

③**次级精母细胞：** 细胞大小似精原细胞，胞质染色浅，核也呈分裂相，由于这种细胞很快进行第二次成熟（减数）分裂，存在时间短，在切片上不易找到。

④**精子细胞：** 靠近腔面，可见较多更小的细胞常成群，胞质染色红，核小而圆，染色深无分裂相。

⑤**精子：** 位于管腔内或嵌入支持细胞游离端胞质内，可见紫蓝色小颗粒状的精子头，尾部不明显。

2. **附睾　HE 染色**

镜下观察：主要有两种不同结构的管道。

（1）**输出小管**：管腔不规则，上皮为假复层柱状，由高柱状纤毛细胞群与低柱状无纤毛细胞群相间排列形成，故腔面部整齐，上皮包以薄层结缔组织，内含少量平滑肌。

（2）**附睾管**：管腔整齐，管壁上皮为假复层纤毛柱状，上皮外结缔组织中含有较多环形平滑肌，腔内有大量精子。

3. **输精管　HE 染色**

肉眼观察：为一管腔很小、管壁相对很厚的小管。

镜下观察：由内向外分成三层。

（1）**粘膜**：由复层纤毛柱状上皮及结缔组织的固有层组成，局部突向管腔形成皱襞。

（2）**肌层**：很厚，为内纵、中环、外纵三层平滑肌。

（3）**外膜**：疏松结缔组织。

【作业】

绘男性生精小管的镜下组织结构图。

【复习思考题】

1. 试以生精小管的结构说明精子发生的主要变化过程。
2. 简述支持细胞的结构及功能。
3. 睾丸有什么内分泌功能？在哪产生？
4. 名称解释：血—睾屏障

（陈凤军）

生殖系统——女性生殖系统

【目的要求】

1. 掌握卵巢的组织结构。
2. 熟悉子宫壁的结构和子宫内膜周期性变化。
3. 了解输卵管、乳腺的结构特点。

【实习重点】

注意观察卵巢不同发育时期卵泡的形态结构特点，子宫内膜结构

【实习内容】

1. 卵巢　HE 染色

肉眼观察： 标本呈长卵圆形，外周染成红色区域为皮质，其内有大小不等的空泡即卵泡，标本中央染成红色的区域为髓质。

低倍镜观察： 从表面向深面观察，表面覆以低立方或扁平上皮，上皮下方有一薄层结缔组织组成的白膜，重点观察皮质，其结缔组织中含大量的各级卵泡，髓质在中央，由疏松结缔组织组成，内含丰富血管、神经。皮质髓质之间，无明显分界。

高倍镜观察： 重点观察皮质内各级卵泡的结构特点。

（1）**原始卵泡：** 位于皮质浅部，数量最多，由中央一个较大的初级卵母细胞和周围单层扁平的卵泡细胞组成，初级卵母细胞较大，核大而圆，核仁明显，染色质少，染色浅，胞质嗜酸性。

（2）**初级卵泡：** 在皮质深部，比原始卵泡大，卵泡细胞单层立方或柱状，甚至复层，但无明显卵泡腔；中央初级卵母细胞较增大；在初级卵母细胞与卵泡细胞之间出现一层嗜酸性的红色薄膜，即透明带；卵泡细胞外的基膜明显，其外的结缔组织卵泡膜薄。

（3）**次级卵泡：** 该期变化大，初级卵母细胞继续增大，透明带更明显，卵泡腔由分散小腔逐渐融合成一个，内含粉红色卵泡液。靠近透明带的卵泡细胞增大变成柱状，呈放射状排列即放射冠；随着卵泡的增大，初级卵母细胞及周围的卵泡细胞位于卵泡内一侧隆起称卵丘；其余的卵泡细胞密集排列，层次增多构成卵泡壁，又称颗粒层。卵泡膜也发育为两层，内层细胞多，呈多边形或梭形，并含有丰富的毛细血管；外层与周围结缔组织无明显分界。

（4）**成熟卵泡：** 很大，促使卵巢表面隆起，卵泡腔更大，卵泡液更多，颗粒层变薄。切片上不易看到。

除以上卵泡外，还可见一些在不同发育阶段退化的闭锁卵泡，常见初级卵母细胞核固缩变形或消失，透明带肿胀塌陷、断裂呈不规则形，卵泡细胞变小、脱落，卵泡液被吸收、减少，卵泡腔塌陷，不规则等。

2. 子宫（增生期）HE 染色

肉眼观察：染成紫蓝色部分为子宫内膜，染成红色部分为子宫肌层。

镜下观察：重点观察子宫内膜。

（1）**粘膜（子宫内膜）：**上皮为单层柱状，上皮外的固有层厚，其内有很多上皮凹陷形成的管状子宫腺，腺腔小稍弯曲，子宫腺间结缔组织细胞多，另可见很多小血管的断面。

（2）**肌层：**很厚，平滑肌纤维成束交错排列，肌束间有少量结缔组织和血管。

（3）**外膜：**浆膜

3. 输卵管 HE 染色

镜下观察：输卵管壁由内向外依次分三层。

（1）**粘膜：**由单层柱状上皮和固有层组成，上皮细胞有两种，一种是表面有纤毛的纤毛细胞，另一种是无纤毛的分泌细胞，粘膜局部突向管腔形成皱襞，此切片皱襞高且多并分支，致使管腔很不规则，为输卵管的何部呢？

（2）**肌层：**内环外纵二层平滑肌。

（3）**外膜：**浆膜

【示教内容】

1. 静止期乳腺：

示小叶内有少数由单层低柱状上皮细胞组成的腺泡及小导管，小叶间含大量的结缔组织，其内含很多脂肪细胞。

2. 授乳期乳腺：

与静止期比较，小叶内充满大量大小不等、不规则形的腺泡，上皮细胞有的呈柱状或锥形，有的呈低柱状或立方形，腺泡腔内可见染成红色的分泌物。

【作业】

绘女性卵巢生长卵泡的镜下组织结构图。

【复习思考题】

1. 卵泡发育过程中发生哪些形态结构变化？这些变化受什么激素的调节？
2. 卵巢有什么内分泌功能？在哪产生？
3. 子宫内膜周期性变化，它与卵巢内分泌有什么关系？
4. 名称解释：①排卵 ②黄体 ③月经周期

（陈凤军）

人体胚胎发育

【目的要求】

1. 掌握受精、人胚早期发生、胎膜及胎盘形成。
2. 了解生殖细胞和发育成熟、常见先天畸形。

【实习内容】

1. 人体胚胎的发生（视频）
2. 胎儿的发生（视频）
3. 胎儿、胎膜、胎盘（标本）
4. 不同月份的人胚胎标本
5. 畸胎标本

【复习思考题】

1. 何为植入？试述植入的时间、部位、过程及条件。
2. 中胚层是如何形成的？它主要分化为哪些结构或器官？
3. 简述胎盘的结构、血液循环与功能。
4. 名称解释：①受精　②胚盘　③胚外体腔　④蜕膜反应　⑤原条　⑥脊索　⑦胎盘膜（胎盘屏障）

（陈凤军）

眼和耳

【目的要求】

1. 掌握眼球与内耳的组织结构。
2. 了解眼睑的结构。

【实习重点】

眼球和内耳的组织结构。

【实习内容】

一、眼球　HE 染色

肉眼观察：分辨眼球各部分的位置。

镜下观察：（低倍与高倍镜头不断转换进行观察）重点观察眼球前部和后部。

1. 眼球前部

（1）**角膜**：分五层，由前向后依次观察。

①角膜上皮：为复层扁平上皮，基部平坦，不含色素。②前界层：为一均质粉红色薄膜。③角膜基质：最厚，由多层与表面平行的胶原板层构成，层间有扁平的成纤维细胞。④后界层：为一层比前界层更薄的均质膜。⑤角膜内皮：为单层扁平或立方上皮。

（2）**巩膜**：厚，主要由大量胶原纤维构成。巩膜前部表面有球结膜；巩膜与角膜交界处，巩膜向前内侧伸出一较短的嵴状突起，为巩膜距，其内侧有小梁网，后端有睫状肌附着。

（3）**角膜缘**：是角膜和巩膜相接的部分，由表向内观察。

①角膜缘上皮：为角膜上皮移行为球结膜上皮处，无杯状细胞。上皮较厚，常超过十层，细胞较小，核深染，基底层的矮柱状细胞为角膜缘干细胞。②巩膜静脉窦：位于角膜缘内侧，窦腔较大而不规则，常呈一窄长腔隙，腔面衬有内皮。③小梁网：位于巩膜静脉窦内侧，前房角外侧；呈三角形网络状，染色浅，小梁相互交错，小梁表面覆有内皮。

（4）**虹膜**：可分三层，由前向后观察。

①前缘层：高低不平；由一层不连续的成纤维细胞和色素细胞组成，色素细胞内充满色素颗粒，细胞界限不清。②虹膜基质：较厚，为富含血管和色素细胞的疏松结缔组织。近瞳孔缘处的平滑肌为瞳孔括约肌，肌纤维多被横切。③虹膜上皮：前层为肌上皮细胞（瞳孔开大肌），所有细胞胞质内的肌丝呈粉红色，连续形成一薄层。后层为立方形的色素

上皮细胞，较大，胞质中充满色素颗粒。

（5）**睫状体**：切面呈三角形，前内侧的睫状突表面有半透明的睫状小带连于晶状体。睫状体分为三层，由外向内依次观察。

①睫状肌层：含纵行、放射状和环行三种走向的平滑肌。前二者被纵切，二者间无明显界线；后者被横切。肌纤维之间夹有色素细胞。②基质：较薄，为富含血管和色素细胞的结缔组织。③睫状体上皮：外层为立方形的色素上皮细胞。内层为立方形的非色素上皮细胞，染色浅。

（6）**晶状体**：为红色椭圆体。

①晶状体囊：为晶状体表面染成浅粉色的均质薄膜。②晶状体上皮：分布于晶状体前表面、囊的内侧，为单层立方上皮。③晶状体纤维：组成晶状体实质的大部分。在赤道部周边，可见晶状体上皮细胞逐渐变成长柱状晶状体纤维；新形成的晶状体纤维纵轴与表面平行，环层排列，构成晶状体皮质；中心部的晶状体纤维排列致密，胞核多消失，融合成均质状，为晶状体核。

2. **眼球后部** 由外向内观察

（1）**巩膜**：主要由大量粗大的胶原纤维交织而成。

（2）**脉络膜**：是富含血管及色素细胞的疏松结缔组织。与视网膜相贴的最内层，为一均质、透明、粉染的薄膜，称玻璃膜。

（3）**视网膜**：由外向内分为 4 层。

①色素上皮层：由单层立方色素上皮细胞构成。上皮基底部紧贴玻璃膜；胞核圆形，位于近基底部；胞质内可见许多粗大的、棕黄色黑素颗粒，细胞顶部有突起伸入视细胞外突之间。制片时，此层极易与视细胞层分离。②视细胞层：此层中部，大量视细胞核密集排列，核小而圆，深染，胞体难以区分。视细胞的外突伸向色素上皮层，细杆状的为视杆，锥体形而染色深的为视锥。内突短，淡粉红色。③双极细胞层：此层中部也有大量细胞核聚集排列，但比视细胞层稀疏，不能分辨胞体和突起，也无法分辨各种细胞。④节细胞层：稀疏的节细胞核排列于一个水平，核较大，细胞界线不清，玻璃体侧可见水平走行的节细胞轴突。此层内可见小血管，为视网膜中央动、静脉的分支。

部分切片上可见视神经乳头和（或）黄斑的中央凹，请对照图进行观察。

二、眼睑（上眼睑矢状切面）HE 染色

肉眼观察：切面呈长三角形，稍弯曲，凸侧紫蓝色边缘为皮肤，凹侧紫蓝色边缘为睑结膜，二者相接处为眼睑，可见睫毛。

低倍镜观察：自皮肤面向睑结膜面依次观察。

（1）皮肤：较薄，睑缘处可见睫毛，睫毛根部的皮脂腺为睑缘腺，汗腺为睫腺，腺腔较大。

（2）皮下组织：为薄层疏松结缔组织。

（3）肌层：主要为骨骼肌（眼轮匝肌）横切面。

（4）睑板：由致密结缔组织构成，其内有许多平行排列的分支管泡柱皮脂腺，称睑板腺，导管开口于睑缘。

（5）睑结膜：较薄，上皮为复层柱状，有杯状细胞，固有层为薄层结缔组织。

三、内耳　HE 染色

肉眼观察：标本切面呈不规则形，首先识别出耳蜗，其中央深红色锥体状结构是蜗轴，蜗轴两侧卵圆形的切面是蜗管。耳蜗周围染成浅紫蓝色的组织为颞骨的骨组织，其中可有半规管和前庭的切面。

1. 耳蜗、膜蜗管及螺旋器

低倍镜观察：

（1）蜗轴：由松质骨构成，底宽顶窄，其中可见血管和神经束；蜗轴的骨组织向外延伸形成骨螺旋板，骨螺旋板根部有成群的神经元胞体，即耳蜗神经节。

（2）蜗管：位于蜗轴两侧，切面呈卵圆形。选择一个结构较完整的骨蜗管切面观察。骨蜗管中部呈三角形的为膜蜗管，其上方为前庭阶，下方为鼓室阶。认清膜蜗管的上壁（前庭膜）、外侧壁（血管纹及螺旋韧带）和下壁（骨螺旋板与基底膜）。

高倍镜观察：基底膜连接于骨螺旋板和螺旋韧带之间，为嗜酸性薄膜，内有深红色的听弦。基底膜上方有螺旋器。在螺旋器找到三角形的内隧道，其两侧分别为内、外柱细胞。柱细胞基底部较宽，含细胞核，位于基底膜上；内、外柱细胞和顶部彼此连接，中部细长，彼此分离。内柱细胞的外侧有 3—4 个外指细胞。指细胞核圆，位于中部，细胞界限不清。在每个指细胞上方都有一个毛细胞，呈烧瓶形或柱状，核圆，居中，胞质嗜酸性强于指细胞，有的细胞顶部尚可辨认到静纤毛。在螺旋器上方可见盖膜，淡粉红色，均质状，因制片常呈弯曲状。

2. 半规管、椭圆囊和球囊

镜下观察：

（1）半规管和壶腹嵴：骨性半规管的横切面呈现为骨组织内的圆形小腔；其一侧悬挂着圆形的膜性半规管，管壁由单层扁平上皮和固有膜组成。半规管壶腹部较大，无论纵、横切面，均可见壶腹嵴，为向腔内凸出的嵴状隆起，其表面有呈灰红色圆顶状均质物，即壶腹帽。上皮为高柱状，位于基部的细胞核多属于支持细胞，位于浅部的细胞核属于毛细胞。

（2）椭圆囊、球囊和位觉斑：椭圆囊和球囊的结构与膜性半规管相似，但切面较宽大，其局部粘膜增厚形成椭圆囊斑和球囊斑。基本结构与壶腹嵴相似，也由支持细胞和毛细胞组成。表面的薄层胶质状的位砂膜，位砂一般已于脱钙时消失。

【复习思考题】

1. 镜下如何区分角膜，视网膜各层结构？
2. 镜下可见螺旋器的那些结构？听觉是怎样感受的？

（陈凤军）